UFFICIO DEL GIOCO

Nick Giorgio

Capitolo 1

È un piccolo ufficio. Minuscolo davvero, solo tre persone. Diana è stata assunta un paio di mesi fa e aveva iniziato a notare che c'era qualcosa di piuttosto strano nel suo nuovo lavoro. In primo luogo c'era il fatto che c'era solo il suo capo in ufficio, e Juan, un trentenne ispanico piuttosto attraente che veniva solo poche volte alla settimana per fare il lavoro manuale necessario e prendersi cura dei computer. C'era anche il suo stipendio anormalmente alto. Sì, ha fatto tutto e bene, ma era comunque più di quanto avesse mai visto fare un tipo tuttofare. Diavolo, è stato più di quanto la maggior parte dei paralegal guadagni al top del loro gioco.

Secondo, non aveva idea di cosa facesse effettivamente il suo ufficio... solo che Andy (il suo capo) le aveva offerto una quantità esorbitante di denaro per essere la sua segretaria, e che non sembrava mai a corto di telefonate o clienti. Il suo Rolodex conteneva alcuni dei più grandi nomi di Washington DC, aveva già avuto l'esperienza snervante di parlare con il Segretario di Stato alla Casa Bianca. C'erano anche le donne che entravano e uscivano dall'ufficio del suo capo... un paio di volte aveva trovato dei collant nel suo cestino (ed era lì solo da una settimana). Non c'erano mai rumori provenienti dal suo ufficio mentre erano lì, il suo ufficio era sempre immacolato e lei non aveva mai visto alcuna prova a parte il collant.

Per non parlare del fatto che tutte quelle donne erano davvero bellissime, professionali e sicure di sé... tutto ciò a cui aspirava un giorno (dopo aver lavorato da una semplice segretaria in un ufficio di 3 persone), eppure c'era sempre qualcosa su di loro dopo che avevano lasciato l'ufficio di Andy. Una specie di bagliore sul loro viso... un rimbalzo nel loro passo... qualcosa nei loro occhi.

Stava anche sviluppando una grande cotta per il suo capo Andy. Era incredibilmente alto, 6'3 "per lei 5'7" con la pelle nera scura, splendidi occhi nocciola profondi (chi sapeva da dove avrebbero potuto ottenere il loro cast verdastro), capelli corti e larghe spalle affusolate. Aveva almeno 35 anni e lei non aveva mai avuto un debole per gli uomini più grandi, avendo solo 24 anni, ma qualcosa in lui era così carismatico. Quando era nella stanza, non poteva guardare da nessun'altra parte. Anche sotto i suoi abiti da lavoro firmati poteva percepire il potere assoluto nel suo corpo. Non pensava nulla di dispregiativo nei confronti delle donne che entravano e uscivano dal suo ufficio... non tornavano mai più, e i loro nomi non apparivano mai più nel suo calendario... ma cominciava a chiedersi cosa sarebbe stato piace essere uno di loro. Invece di dov'era... seduta alla sua scrivania di mogano probabilmente troppo cara con il suo computer desktop e telefono, salutando Andy ogni mattina e Juan tre volte a settimana... e chiedendosi sempre...

Dopo circa tre mesi di lavoro in ufficio si è presa un fine settimana per fare shopping per un nuovo guardaroba da lavoro. Non le venne in mente che qualcuno potesse meravigliarsi del fatto che tutte le gonne che aveva comprato fossero circa due o tre pollici più alte di quelle che aveva indossato in precedenza. O che alcune delle camicette fossero la prossima cosa da velare... e gli splendidi perizoma e reggiseni che aveva comprato da Victoria Secret non avevano nulla a che fare con i suoi abiti da lavoro. Erano solo per il suo piacere. Gli indumenti intimi costosi la facevano sentire sexy e sicura di sé, ed era solo che ora aveva i soldi per permettersi di più - molto di più - di quanto non fosse mai stata in grado di fare prima.

Diane è entusiasta degli sguardi che ha visto Juan lanciarle sotto le ciglia quando è arrivato quella settimana... sapeva che le sue gambe lunghe e snelle erano fantastiche con le sue nuove gonne da lavoro - più strette e più corte di quelle che aveva indossato la settimana prima. Juan era carino, forse 30 anni, capelli corti e mossi e occhi castani profondi. Il suo morbido accento spagnolo non era particolarmente esotico, ma era comunque sexy e intrigante. Considerava la sua considerazione un complimento molto alto... nonostante le sue gambe lunghe e la figura sinuosa non era mai stata molto sicura della sua immagine corporea. I suoi occhi nocciola con le loro macchie di colore, esaltati dai riflessi ambrati nei suoi riccioli marroni, molto più sorprendenti, quindi la sua sottile approvazione era calore e sostegno per il suo ego.

Desiderò solo che Andy se ne fosse accorto.

Non aveva detto una parola. Nemmeno si contrasse o sbatté le palpebre. Per tutta la settimana era rimasta delusa perché lui era appena entrato come al solito, aveva dato il suo profondo basso "Buongiorno" ed era andato nel suo ufficio. Un paio di volte l'aveva chiamata per chiederle di fare un po' di limatura, e se voleva ordinare il pranzo dal ristorante cinese stava chiamando, ma niente sul suo nuovo look.

Entro venerdì la delusione stava rapidamente diminuendo e stava iniziando a sentirsi frustrata. Quel fine settimana uscì di nuovo, determinata a trovare qualcosa di straordinario con cui stordire Andy. Juan aveva fatto un cenno maschile a ogni singolo vestito con cui l'aveva vista... e non era nemmeno lì tutti i giorni! Con il suo nuovo reddito poteva sicuramente permettersi solo un vestito in più.

L'ha trovata anche lei. Lunedì mattina ho trovato Diane che faceva la modella nervosamente davanti al suo specchio. Il rosso scuro dell'abito faceva brillare la sua pelle leggermente abbronzata e le sue labbra sembravano imbronciate e definite dal rossetto dello stesso colore del suo abito. L'aveva ottenuto in modo speciale, doveva rimanere acceso tutto il giorno e non strofinare su nulla, ed era il tipo di rosso scuro che aveva sempre associato alle star del cinema ea Hollywood. Le sue scarpe abbinate erano tacchi a spillo da 2 ½ pollice, molto più drammatici delle sue normali ballerine per l'abbigliamento da lavoro. Amava il modo in cui cambiavano sottilmente la sua postura e posizione, anche se camminarci dentro la rendeva ancora un po' nervosa. Le facevano oscillare i fianchi in modo seducente quando camminava - e i suoi fianchi stavano bene con la gonna che li abbracciava così elegantemente.

Sistemandosi nervosamente la giacca sui seni, si guardò il petto. La sua camicetta era molto più trasparente di quelle che aveva comprato prima. Un capello in meno e sarebbe completamente trasparente... anche se delineava molto bene il suo nuovo reggiseno. Demi-cup, in modo che le parti superiori dei suoi seni 34D molto vivaci potessero essere chiaramente viste. Le curve non erano mai state un problema per lei. Risolutamente raddrizzò le spalle, sbottonò la camicetta di un altro bottone in modo che si potesse vedere chiaramente la sua scollatura... e si sistemò la giacca sul petto per aiutare i suoi nervi.

Entrando nell'ufficio ha superato Juan - che sembrava che lunedì sarebbe stato di nuovo fuori a fare commissioni per Andy. Le diede l'ennesima volta e un fischio basso, portando un'ondata di calore alle sue guance. Tenendo la testa un po' più in alto e dando un po' più di oscillazione ai fianchi, stava decisamente oziando, sentendosi bella e sexy come le donne che entravano e uscivano dall'ufficio di Andy. Di tutte le reazioni che aveva ricevuto da Juan, questa era la più sfacciata. Non c'era modo che Andy non l'avrebbe notata adesso.

Ma non l'ha fatto.

O almeno non ha detto niente quando è entrato e ha dato il suo solito buongiorno. Nonostante fosse in piedi quando lui è entrato, in posa alla finestra, fingendo di essere assorto nell'aprire le persiane... come poteva mancarla? Una delle sue gambe era piegata in modo seducente e sapeva che la trasparenza della sua camicetta sarebbe stata evidente perché la sua giacca era alta mentre si allungava sopra la testa... e come poteva non notare il modo in cui la gonna le abbracciava i fianchi e culo mentre si sporgeva in avanti?! Ma eccolo lì, con la sua valigetta, nel suo completo sexy e perfetto, con la sua voce sexy e profonda, nel suo ufficio perfetto e immacolato.

Dannazione. Voleva solo uno sguardo dai suoi occhi, un riconoscimento che sembrava sexy. Schiacciata si riaggiustò la gonna e la giacca, si abbottonò il bottone della camicetta e si avvolse anche i bottoni sul davanti della giacca, chiedendosi perché avesse mai pensato di essere bella. Scuotendo la testa e facendo finta che le stessero solo lacrimando gli occhi perché il sole era stato così forte che entrava dalla finestra, andò a sedersi alla sua scrivania, tornando al lavoro. Forse non poteva essere bella, ma almeno poteva essere brava nel suo lavoro. Non avrebbe dovuto aspettarsi che i vestiti nuovi potessero trasformarla in una nuova persona.

Circa 30 minuti prima dell'ora di pranzo, Andy la chiamò nel suo ufficio, probabilmente per scoprire se voleva il cinese, però. Senza l'ondeggiamento che era stato caratterizzato nelle sue esibizioni mattutine , trotterellò nel suo ufficio. Quando entrò nella stanza fu sorpresa di trovare Andy in piedi accanto alla sua scrivania al telefono, stava solo riattaccando mentre lei entrava. Ignorandomi ancora, pensò irritata. Poi si voltò e la guardò dritto negli occhi.

Diane si fermò sui suoi passi, il respiro le si bloccò in gola. Lo sguardo sul suo viso era intensamente concentrato, quasi arrabbiato, ma completamente in controllo e l'aveva completamente paralizzata. Si sentiva come una preda, catturata negli occhi di un predatore, aveva paura di muoversi o per paura che le saltasse addosso. Andy si avvicinò a lei e lei ebbe l'impulso immediato di tornare indietro, ma deliberatamente e ostinatamente tenne la sua posizione. La guardò dall'alto in basso, nello stesso modo in cui aveva fatto Juan prima, ma il suo sguardo conteneva una sorta di disprezzo oltre a una specie di domanda. Le dava un diverso tipo di calore sul viso: una vampata di imbarazzo piuttosto che di piacere, e anche la vampa di tensione sensuale per averla esaminata così da vicino. Non essendo più in grado di incontrare il suo sguardo, i suoi occhi si abbassarono e si posarono sul pavimento. Si contorceva mentre lui si muoveva di nuovo, intorno a lei e chiudendo pesantemente la porta... poi sentì scattare la serratura.

Che cosa?! La parola le morì sulla lingua mentre si girava per affrontarlo e incontrava di nuovo il suo sguardo. L'attenzione era tornata nei suoi occhi, e mentre la guardava, lo sguardo vago e interrogativo sul suo viso si risolse in qualcosa di simile a un uomo a cui è stata data una risposta. Lei indietreggiò, prima lentamente e poi più velocemente, mentre lui si muoveva verso di lei finché non corse contro la sua scrivania. Il ritmo del suo passo non è mai cambiato. In cerca di fuga, i suoi occhi lasciarono il suo viso e percorsero la stanza. Quando si fermò davanti a lei, a non più di 6 pollici di distanza, lei chiuse gli occhi, concentrandosi verso l'interno. Il suo petto era ansante, i suoi polmoni erano in fiamme... l'adrenalina scorreva attraverso il suo corpo, facendola sentire come se stesse esplodendo di energia. Era come se il suo cuore fosse una farfalla in preda al panico che le svolazzava nel petto.

"Diane."

Non poteva guardarlo, semplicemente non poteva. Aprendo di nuovo gli occhi, fissò il pavimento. Ai loro piedi.

"Si signore?" La sua voce suonava del tutto normale, ma sapeva di non esserlo. Era un uccello, intrappolato da un gatto, appena poteva volava freneticamente verso la libertà. Chiuse di nuovo gli occhi.

"Questo... questo è un vestito interessante." Dio mio. Il suo dito stava toccando il colletto della sua giacca. La testa di lei volò in alto, gli occhi fissi nei suoi... E l'uccello fu catturato. Era come se i suoi occhi stessero penetrando ogni capriccio, ogni pensiero, ogni briciolo di fantasia che era nella sua testa negli ultimi mesi. Non riusciva a respirare. E lei non poteva gestirlo. Facendo un salto indietro dal suo tocco, la parte posteriore delle sue cosce colpì la sua scrivania e dovette gettare indietro le mani per evitare di perdere completamente l'equilibrio.

Sorrise. Denti bianchi che brillavano affilati mentre lei lo fissava, il cuore in gola. Poteva sentire i suoi capezzoli stringersi solo per lo sguardo cupamente sensuale che le stava dando.

"Un vestito molto interessante." Il dito tornò sulla sua giacca e accarezzò il colletto e il lato destro della parte anteriore della giacca, e di nuovo su e sulla sua camicetta... sopra il rigonfiamento di lei che sbirciava attraverso la parte anteriore della sua camicia. Aveva le lacrime agli occhi, nate dalla tensione e dall'ansia.

"Cosa stai facendo?" la sua voce non era più normale, non era nemmeno lontanamente sotto controllo. Era tremante e roco, aveva forzato le parole attraverso la sua gola troppo stretta.

"Cosa volete che faccia?" ha ribattuto. La domanda le fece esplodere il calore attraverso il corpo mentre le immagini piene di vapore le balenavano nella mente.

"Voglio sapere cosa fai con le donne qui dentro."

Rise, profondo e ricco.

“Vuoi che te lo dica o vuoi che te lo mostri?

"Fammi vedere." La supplica sussurrata era uscita dalle sue labbra prima che potesse fermarla. Le sue dita le accarezzarono leggermente sopra il seno e poi tirò indietro il lato destro della giacca e fece scorrere le dita sul rigonfiamento pieno rivelato dalla semicoppa del reggiseno.

Qualcosa nella sua faccia si strinse e la guardò accigliato con dispiacere. Diane tremò dentro, chiedendosi quale parte del suo corpo gli dispiacesse.

"Questo non è abbigliamento professionale da lavoro, Diane." Non c'era alcun segno di sorriso sul suo volto, ma poteva quasi sentirne uno nella sua voce riccamente sarcastica. Sussultò per il suo improvviso cambiamento di umore, l'oscura tempesta di rabbia nella parte posteriore dei suoi occhi.

Improvvisamente, rapidamente, la fece girare su se stessa e la costrinse a letto sopra la scrivania, le sue braccia tirate dietro la schiena ancora aggrovigliate nella giacca. Lei trattenne il respiro mentre i suoi seni erano appiattiti contro il legno duro della scrivania, poi la sua mano cadde sul suo culo e lei urlò e cercò di scalciare.

"Le segretarie che si vestono da troie chiedono solo di essere punite".

Una profonda risatina e poi una pressione, lei sussultò di nuovo mentre lui premeva contro di lei da dietro, piegando il suo corpo sul suo. Tra le sue chiappe poteva sentire il suo cazzo duro annidarsi. Mentre tirava fuori dalla tasca un bavaglio a palla e lo infilava nella sua bocca aperta e frenetica, i miagolio acuti furono tutto ciò che le sfuggiva mentre se lo allacciava intorno alla testa. Non era niente come si aspettava, ma non voleva nemmeno che si fermasse. Poi tirò fuori alcuni pezzi di corda da un'altra tasca e li posò vicino alla sua testa.

Diane aveva sempre avuto fantasie da piccola di essere rapita e legata dai pirati, fatta prigioniera. Una principessa catturata da un duca malvagio... o uno splendido contadino portato nell'harem di un sultano. Questo era un moderno equivalente del prigioniero indifeso che aveva sempre interpretato nei suoi sogni. Non era mai stata così eccitata in vita sua.

La prima corda è stata avvolta saldamente attorno ai suoi polsi, in una figura a otto, quindi le sue braccia sono state forzate in alto e i suoi polsi sono stati legati alla parte superiore delle braccia. Prima che potesse anche solo pensare a una rapida difesa, le aveva allungato la gamba destra e la stava legando alla gamba destra della sua scrivania. Parte di lei pensava che avrebbe dovuto lottare, che non era così che si comportava una donna ben educata, che non avrebbe dovuto lasciare che lui le facesse questo... ma non era il punto di vestirsi in modo seducente per attirare la sua attenzione? Beh, certamente l'ha fatto.

La gamba sinistra... e ora le gambe di Diane erano divaricate al limite. C'era un leggero affaticamento nei muscoli delle cosce e la gonna le era salita fino alla vita. Una risatina dietro di lei le portò un'altra vampata di calore sul viso,

"Bene, bene, bene. E anche sotto i vestiti dobbiamo vestire la parte di una puttana."

Andy , facendo scivolare un dito sotto la parte posteriore del suo perizoma bianco di pizzo e poi facendolo schioccare. Rabbrividendo avrebbe voluto dire qualcosa di esplicativo ma non poteva a causa del bavaglio. Poi la sua mano cadde sul suo culo. Le lacrime colarono dai suoi occhi e lei strillò. Più risatine.

"Penso che questa sia la posizione migliore in cui ti abbia mai visto, anche se è stato molto bello anche quella posa che stavi facendo davanti alla finestra". I tremori la percorrevano mentre le sue dita le sfioravano leggermente le natiche scoperte - perché non avrebbe potuto avere più buon senso e indossare collant oggi invece delle calze? - e poi si è girato davanti a lei e si è seduto sulla sua sedia per studiarle il viso. Vergogna e imbarazzo la percorsero, mentre lui studiava da vicino il suo viso. La supplica le riempì gli occhi, e lui indicò con le dita il suo mento e le sollevò il viso.

"Diventerai una brava ragazza?" chiese. Dio, lei voleva essere buona per lui. Era così calda e bagnata... e completamente imbarazzata dalla sua ispezione ravvicinata del suo viso e della parte anteriore di lei mentre era legata alla sua scrivania. Un lampo di bianco sul suo viso scuro, un sorriso di benigna magnificenza, e si alzò e si aprì i pantaloni. Con gli occhi spalancati, non c'era altra scelta che guardare mentre tirava fuori il cazzo dai suoi boxer. Anche flaccido era ovvio che sarebbe stato più grande di qualsiasi altro avesse mai visto prima, sia più lungo che più spesso, e non era aiutato dal fatto che tutti i suoi peli pubici erano stati rasati. Non che avesse visto tanti cazzi prima e tutti avevano i peli pubici, tre dei suoi ex fidanzati, ma erano stati tutti molto più piccoli quando non erano duri. Si chiese come sarebbe stato il suo duro, anche se aveva la netta sensazione che non sarebbe rimasta a chiedersi per molto.

Quando aprì le labbra per parlare, lui le mise un dito davanti alla bocca e la guardò, come un minaccioso dio del sesso.

"Vuoi ancora sapere cosa faccio con le donne qui dentro?" chiese.

Diane annuì, un muto appello nei suoi occhi. Era già in queste profondità e ne aveva bisogno... il calore umido tra le sue gambe lo richiedeva.

"Allora sii una brava ragazza e apri bene".

Esitò e poi la sua bocca si aprì sottomessa. Non appena il suo cazzo è entrato nella sua bocca morbida e invitante, ha iniziato a diventare più grande, in pochi minuti è diventato molto più grande. Altre risate alla vista del suo viso.

"Sono 10 pollici cari, e dovrai fare molto meglio di così per ottenere tutto questo." Tutto?? panico. Non c'era modo che tutto questo le entrasse in bocca, aveva a malapena ottenuto il suo ultimo ragazzo fino in fondo quando lui aveva richiesto e lui aveva solo 7 pollici al massimo. La lotta non l'ha portata da nessuna parte, e ha iniziato premendo sempre più a fondo contro le sue tonsille, interrompendole il respiro.

"Non pensare nemmeno di mordere." Le fu somministrato uno schiaffo ammonitore, non così forte come l'aveva sculacciata prima, e il dolore rapido la percorse in una violenta ondata di piacevole calore. Oh dio... voleva che lo facesse di nuovo.

La lunghezza di lui nella sua bocca divenne più facile quando si rese conto che le stava dando abbastanza tempo per respirare attraverso il naso ogni volta che si tirava indietro, e iniziò a rilassarsi e ad entrare di più. Un leggero gemito da parte sua mentre scivolava sempre più del suo cazzo in gola. Diane era arrossita dal piacere e dal calore, lo stava facendo. Lo stava compiacendo, ed era indifesa, vulnerabile e totalmente fuori controllo. Era meglio di qualsiasi fantasia che avesse mai immaginato. Se solo potesse strofinare le gambe insieme, per alleviare la sensazione di dolore tra le gambe. I suoi succhi di figa colavano su tutto il perizoma bianco e non riusciva nemmeno a toccarsi.

Quasi come se avesse percepito il suo pensiero, Andy iniziò a sporgersi in avanti, spingendosi ancora più in là nella sua bocca, e dandogli anche l'opportunità di iniziare a disegnare leggermente le sue dita sul suo culo e sulla parte superiore delle sue cosce. Ogni parte di lei tremava, e la sua bocca si aprì ancora di più mentre gemeva intorno al suo cazzo, facendo rabbrividire anche lui mentre le vibrazioni trasmettevano piacevoli sensazioni su e giù per il suo membro. Spinse un po' più forte dentro e fuori la sua bocca, un po' più brutalmente, e iniziò a trattarle anche il sedere in modo più rude. Le dita le pizzicarono il culo e le affondarono tra le guance, lasciando impronte rosse sulla loro scia. Il suo culo si muoveva al ritmo delle sue spinte, desiderando che prestasse attenzione alla sua figa dolorante. Ora che il perizoma veniva strappato via dal suo corpo poteva sentire i suoi succhi che iniziavano a colare lungo le sue cosce, e la vergogna che provava per essere stata eccitata in una situazione del genere serviva solo ad eccitarla ancora di più.

Si meravigliò dello spettacolo che fece. Una dolce e affascinante 24enne, vestita con abiti da troia da lavoro, e ora legata su una scrivania con la gonna intorno alla vita, l'enorme cazzo nero del suo capo nella bocca perfettamente appiccicosa, i capelli sfuggiti a qualsiasi parvenza di ordine e le sue grandi mani che scavano nel suo culo. Poi ogni pensiero cessò, perché un dito stava iniziando a scorrere su e giù all'interno del suo perizoma lungo le labbra della sua figa. Le rotazioni del suo culo divennero più rapide, mentre cercava disperatamente di convincerlo a premere più forte, per entrare dentro di lei. Poi, le sue dita ora bagnate con i suoi succhi, ne mosse un paio fino al suo buco del culo mentre l'altra mano tirava più forte sulle sue chiappe. Si è congelata. L'unica volta in cui aveva lasciato che un ragazzo si avvicinasse al suo culo era andata fuori di testa prima ancora che lui riuscisse a infilarci tutto il dito dentro. Era scomodo, doloroso e sporco. Provarlo era stata una concessione per il suo compleanno e che non aveva funzionato. Ora non c'era modo di fermarlo.

Le dita giocavano intorno all'esterno del suo buco del culo, e lei pregò che Andy non si spingesse oltre. Improvvisamente, tutta la sua concentrazione è stata assorbita dalle spinte molto ruvide del suo cazzo nella sua bocca, molto rapide e molto profonde. Poi due delle sue dita si tuffarono velocemente nella sua figa, e un'altra nel suo culo facendola urlare intorno al suo cazzo, allo stesso tempo spinse il suo corpo in avanti e lo tenne. Lo sperma schizzò fuori dalla punta, dritto in gola - non c'era scelta, doveva ingoiare uno scatto dopo l'altro.

Alla fine, era finita, ritirò le dita dal suo culo e dalla figa, si raddrizzò e la guardò in basso. Come una brava troia, la sua bocca teneva ancora il suo cazzo. Accarezzò i viticci ribelli che erano usciti dai suoi capelli dalla parte posteriore del suo viso, quasi teneramente, e tirò fuori il suo cazzo dalla sua bocca. Un piccolo miagolio le sfuggì quando se ne andò, poi tacque di nuovo immediatamente, solo guardandolo. In attesa della prossima mossa.

Andy riportò la sedia sulla scrivania, la patta ancora aperta con il cazzo appoggiato dolcemente sulle sue palle, e si sedette con le mani piegate davanti a lui.

"Beh. Credo sia quello che volevi?" Le sorrise. Silenzio mentre il calore saliva sul suo viso, invece di rispondere, lo fissava semplicemente finché non iniziò a ridacchiare di nuovo

Un altro momento e lei si è rotta,

"Per favore." Un sussurro. Le sopracciglia alzate sono state l'unica risposta che ha ottenuto, quindi si è schiarita la gola dolorante e malconcia, "Per favore... devo venire".

Tutto l'orgoglio era svanito con quella supplica. Ma aveva bisogno di sborrare. Nonostante tutto, anche adesso, la sua figa era bagnata e adesso faceva male con il bisogno di venire. Dal momento che non poteva raggiungerlo, ha dovuto chiedere. Per mendicare. E lei implorerebbe di più, se necessario. Il suo perizoma era fradicio, la sua bocca e la sua gola doloranti, i seni schiacciati con capezzoli duri che spingevano contro la sua scrivania, e il sapore di lui sulla sua lingua. Non aveva mai avuto bisogno di sborrare così tanto in vita sua, quindi ha quasi pianto quando lui ha ricominciato a ridere e ha scosso la testa.

"No, no caro. Non ancora. Non oggi. Non da me almeno." Quel sorriso orribile. Potrebbe imparare a disprezzare quel sorriso. "Andrai a casa, prenditi il pomeriggio libero. Assicurati di essere puntuale domani però." Un'altra occhiata al suo corpo immobilizzato, "Indossa di nuovo qualcosa del genere".

Si alzò in piedi e la slegò, e mentre lei cercava di raddrizzarsi era già tornato alla sua scrivania e lavorava. Pochi istanti in piedi davanti alla scrivania, a fissarlo, e finalmente si voltò per andarsene. Poco prima di chiudere la porta si guardò indietro. Non la stava guardando, quindi si voltò e se ne andò, chiudendosi la porta alle spalle.

In piedi su gambe instabili, guardò la sua scrivania, che non la attraeva. Sarebbe tornata domani? Significherebbe che sarebbe pazza se lo facesse? La sua mano si avvicinò al seno, strofinando il capezzolo dolorosamente duro. Poi incurvò le spalle, guardandosi intorno selvaggiamente ma ovviamente non c'era nessuno. Correndo alla sua scrivania, afferrò la borsa e lasciò l'ufficio.

Quando è tornata a casa si è masturbata fino all'orgasmo. Quattro volte di seguito. Quella notte dovette masturbarsi ancora una volta prima di riuscire ad addormentarsi... ma questo non fermò il bisogno tra le sue gambe. L'ho solo attenuato un po', ma senza la cruda eccitazione e la totale realizzazione che desiderava disperatamente.

capitolo 2

Sorprendentemente, almeno per Diane, il resto della settimana di lavoro è andato avanti più o meno come al solito. I nuovi abiti che aveva acquistato erano gli unici che indossava, Juan la controllava ogni giorno che era lì e per la maggior parte Andy la ignorava.

Il primo giorno la cosa la fece quasi arrabbiare e all'ora di pranzo aveva un cipiglio permanente. Andy le chiese di entrare nel suo ufficio e il suo cuore si sollevò, ma quando tutto ciò che fece fu chiederle se voleva cinese per pranzo, il suo umore precipitò di nuovo. Quel pomeriggio, mentre era alla fotocopiatrice, le si avvicinò dietro e le mise una mano al centro della schiena, tenendola ferma mentre le dava cinque colpi taglienti al culo. Diane gridò, i suoi fianchi si spinsero indietro per il bisogno... anche la punizione faceva sentire bene il suo corpo troppo impaziente.

"Basta con i broncio", le disse severamente all'orecchio, la mano che le accarezzava il culo. Lei gemette, spingendosi indietro per averne ancora, ma lui la lasciò lì in piedi sulle gambe tremanti. Ma dopo non fece più il broncio, perché sapeva che anche se sembrava che la stesse ignorando, non lo era.

L'intera settimana è stata così. Un altro paio di volte si avvicinò dietro di lei mentre era alla fotocopiatrice e gli spinse l'inguine nel culo, lasciandola strofinare contro il duro rigonfiamento che era lì prima che se ne andasse di nuovo. Una volta l'aveva chiamata nel suo ufficio e si era seduto lì a guardarla per qualche minuto prima di congedarla di nuovo (quando l'aveva lasciata andare era arrossata e si chiedeva disperatamente cosa sarebbe successo). Un'altra volta si fermò dietro di lei mentre scriveva un'e-mail, le sue mani sulle sue spalle. Prima che se ne andasse le accarezzò uno dei seni con il palmo della mano e il suo capezzolo si indurì immediatamente, lasciandola senza fiato per il bisogno.

Ma per la sua figa dolorante, non c'era niente. La differenza più grande era che passava ogni notte a masturbarsi prima di andare a letto, e il suo livello di tensione sessuale era il più alto che fosse mai stato. Qualche volta era anche andata in bagno durante la pausa pranzo per scendere perché non vedeva l'ora di tornare a casa. Nessuno dei suoi orgasmi le ha dato il sollievo che stava cercando. Anche se abile nel cavarsela da sola, i suoi orgasmi non erano quasi mai così buoni come con un partner - e rispetto all'alto livello di piacere che sarebbe stato possibile quel giorno sulla scrivania, si sentiva terribilmente inadeguata. La sola presenza di Andy nella stanza con lei la faceva bagnare, era sempre contenta quando lui veniva rinchiuso al sicuro nel suo ufficio quando la porta era chiusa. Più lavoro è stato fatto.

La settimana successiva stava iniziando a pensare che forse la sua performance della settimana prima era stata deludente per lui e che non avrebbe mai trovato la sua soddisfazione. Poco noto a lei, Andy si stava godendo il tormento che le stava sottoponendo. Aveva sempre avuto telecamere di sicurezza in tutto l'ufficio, e guardare Diane strofinarsi le gambe insieme sotto le gonne fino a quando non era così disperata da andare in bagno per alleviare la sua tensione era allettante, le sue effettive esibizioni in bagno erano incantevoli, e lui non era ancora pronta a cedere al suo bisogno. Presto però, molto presto. Tuttavia, non c'è motivo di negarsi totalmente mentre la balla su una corda.

Diane era ansiosa quando è stata chiamata di nuovo nel suo ufficio quel giovedì. In piedi davanti alla sua scrivania mentre la esaminava, si chiese se sarebbe stata una ripetizione dell'ultima volta in cui sarebbe stata congedata senza che nessuno dei due dicesse una parola. Ciò avrebbe significato un altro viaggio in bagno per lei, che sapeva cosa significava per lui. Alla fine, schioccò le dita e indicò un punto vicino alla sua sedia. Immediatamente, si è mossa. Una volta in posizione la esaminò di nuovo, con lentezza agonizzante. Il solo fatto di essere così vicino a lui le faceva perdere la figa e c'erano immagini della scorsa settimana che le balenavano nella mente.

"Togliti la giacca."

Quella voce incredibilmente sexy e profonda che rompe il silenzio. Le dita sfrecciarono sui bottoni, slacciandoli e liberandosi dell'indumento offensivo. In piedi solo con una camicetta bianca trasparente con il suo reggiseno rosso chiaramente visibile attraverso di essa, poteva sentire i suoi capezzoli indurirsi mentre il suo sguardo le sfiorava il petto. Denti bianchi e luminosi... un così bel sorriso pensò.

"La camicia."

Brividi, lieve esitazione... la settimana scorsa era stato più facile quando aveva fatto tutto per lei. Ma se questo era quello che doveva fare per ottenere il suo orgasmo, lo farebbe. Spogliarsi, implorare, implorare, tutto quello che voleva, se solo avesse riempito la sua figa con il bel cazzo che le aveva riempito la bocca e la gola. Tremando per l'attesa si tolse la maglietta. I capezzoli duri spuntavano chiaramente dai suoi seni, implorando attenzione... alzò la mano e li strofinò delicatamente, facendoli risaltare ancora di più mentre Diane inarcava il petto in avanti e ansimava.

"Il reggiseno."

Ed era sparito. Sono stati rivelati orgogliosi 34D, vivaci anche senza il loro supporto, conditi con capezzoli di ciliegia increspati. Ora Andy allungò entrambe le mani, facendole scorrere lungo la sua vita snella e curvandole per abbracciare la parte inferiore dei suoi seni. Il respiro stava venendo irregolare mentre li schiacciava brutalmente tra i palmi delle mani. Passarono minuti a far rotolare i pesanti globi tra le sue mani, accarezzando cerchi leggeri verso l'interno ma senza mai toccarle i capezzoli. Le palpò i capezzoli, spingendo duramente su tutto il suo seno, e stringendoli forte, schiacciandoli insieme.

Diane era in calore, le sue gambe tremavano mentre lui le sbranava il petto, il delizioso dolore le scorreva dritto nella figa ed era sicura di inzupparsi il perizoma. Alla fine le afferrò i seni con ciascuna mano e la tirò avanti e indietro finché non fu a cavalcioni sulle sue ginocchia. Poi, con gli occhi all'altezza dei suoi e fissandoli profondamente, schiacciò ogni delicata protuberanza di un capezzolo tra la punta delle dita. Un grido senza parole, un gemito, la schiena inarcata verso il soffitto, il dolore si sentiva così bene dopo la lunga presa in giro. Li tirò duramente, provocando più gemiti, più dolore, più piacere. Gambe divaricate in grembo, la diffusione le faceva aprire le labbra della figa attorno al perizoma e i suoi seni stavano diventando rosa con il trattamento ruvido che stavano ricevendo. Gli occhi vitrei fissavano quelli di un marrone scuro mentre respiri brevi facevano sussultare i seni torturati di Diane.

Alla fine il suo sguardo si volse verso il basso, verso le mani che giocavano con il suo corpo... la vista era sbalorditiva. Le sue mani molto grandi le coprivano completamente il seno e il contrasto cromatico tra la sua pelle leggermente abbronzata e la sua pelle nera scura era così sorprendente che non riusciva a distogliere lo sguardo. Guardando le sue forti dita schiacciare i teneri boccioli, rimase stupita di quanto fossero malleabili i suoi seni, di quanto potessero essere schiacciati. E quanto piacere trasmetteva attraverso il suo corpo. Poteva anche vedere il rigonfiamento che si sforzava sotto i suoi pantaloni, e poteva sentire sia la sua bocca che la sua figa bagnarsi alla vista.

Poi le sue dita si chiusero di nuovo bruscamente sui suoi capezzoli, facendola sussultare, e usando i suoi capezzoli la tirò giù dal grembo finché non fu inginocchiata di fronte a lui.

"Decomprimi".

Esitò, volendo chiedergli se aveva intenzione di succhiarlo di nuovo o se finalmente le avrebbe dato ciò di cui aveva bisogno anche lei. L'improvviso duro schiaffo al seno destro fermò la domanda prima che potesse formarsi e mani piccole gli aprirono la cerniera dei pantaloni e tirarono fuori il cazzo molto duro e molto pesante, che balzò abbastanza fuori dalla costrizione dei suoi pantaloni. Avvolgendo entrambe le mani attorno all'asta, e stava per abbassare la testa quando lui disse "Stop".

Sorpresa, si tirò indietro e guardò mentre lui apriva un cassetto a sinistra della sua testa e tirava fuori un pezzo di corda molto familiare. Sorridendo, la tirò in avanti in modo che la sua testa fosse appoggiata sulla sua coscia, il respiro che scivolava caldo sul suo cazzo, e le legò le mani insieme poi alle sue braccia nella stessa configurazione della settimana prima. Appoggiandosi allo schienale della sedia, guardò il viso dolce e bello accanto al suo cazzo prima di dare il suo prossimo comando.

"Succhiare."

L'ordine era quasi superfluo, era così ansiosa di avere una parte di lui dentro qualsiasi parte di lei. Le sue labbra scivolarono strette sopra la testa, leccando la lingua e sondando la piccola fessura sulla sua punta. Un lungo profondo sospiro gli sfuggì mentre la sua bocca continuava il suo lento viaggio lungo il pozzo, confini morbidi e vellutati per uno strumento così duro. Anche se ha cercato di abbassare completamente la bocca, come aveva fatto la settimana prima, da sola sembrava impossibile; così invece ha appena iniziato a lavorare la sua bocca su e giù quanto più possibile del suo cazzo. Il gioco diventava più facile più a lungo lo faceva, sebbene fosse ostacolata dalle sue mani legate, le faceva più caldo - e la vista era spettacolare per lui. La sua testa bruna oscillava avidamente, le labbra rosse scivolavano piacevolmente sul suo cazzo, e con le mani dietro la schiena i suoi seni arrossati con i loro capezzoli rossi arrabbiati erano spinti in avanti e si sfregavano contro le gambe e la sedia di lui. Incapace di resistere alla tentazione, si chinò e iniziò di nuovo a sbranarle i seni mentre lei lo allattava con entusiasmo.

Con qualcosa di quasi divertito, iniziò a usare i suoi seni e capezzoli come leva per farla muovere lentamente o velocemente come voleva, e iniziò a tirarla sempre più lontano verso di sé, costringendola a scegliere tra soffocare più del suo cazzo o sentendo un dolore costantemente crescente nei suoi seni. Guardando l'orologio si rese conto che era quasi ora di tornare al lavoro, anche se si era dedicato un po' di tempo per godersela, oggi non poteva rimanere indietro nemmeno sul lavoro; così si avvicinò ai suoi capelli e li sciolse dall'elegante nodo sul dorso delle sue mani. Poi, avvolgendo le sue grandi mani tra i suoi riccioli, iniziò a forzare la sua bocca sempre di più sul suo cazzo, fino a quando non se ne stava costantemente prendendo l'intera lunghezza in gola con il suo aiuto.

Poteva sentire lo sperma iniziare a salire, e le sue mani si strinsero dietro la sua testa, portando la sua bocca a casa mentre spingeva l'inguine. La sua gola si contorceva intorno alla testa del suo cazzo mentre ingoiava lo sperma che sprizzava. In questa posizione sembrava che il suo cazzo fosse ancora più in fondo alla sua gola, poi quando era stata piegata sulla scrivania, poteva sentire tutti i muscoli della sua gola pulsare attorno al suo cazzo mentre rilasciava il suo carico. Celeste. Sorrise al piccolo succhiacazzi bello e desideroso che stava ancora succhiando e leccando dolcemente nonostante il fatto che il cazzo in bocca stesse lentamente diminuendo di dimensioni. Anche se quando aveva iniziato a lavorare per lui si era chiesto se potesse essere il tipo da godersi il suo stile di sesso, non si aspettava che si rivelasse una sottomessa naturale così meravigliosamente reattiva e desiderosa. Le dita scivolarono giù per pizzicare forte ciascuno dei suoi capezzoli, e poi le usarono per tirarla via dal suo cazzo.

Anche se lo guardava implorante, in ginocchio nella sua posizione di mendicare, non si degnava nemmeno di fare la domanda che aveva fatto la settimana scorsa. Era come se sapesse già che chiedere non avrebbe fatto alcuna differenza, ora dipendeva tutto da lui. Sorrise. Presto, anche se non aveva intenzione di dirglielo. Quando le sue braccia furono slacciate, lui le sorrise di nuovo.

"Sotto la scrivania ragazzina. Non giocare con te stessa mentre sei laggiù, tieni le mani sulle mie gambe." Sospirò e si mosse sotto, senza nemmeno mettere in dubbio il suo comando, si rassegnò a un'altra notte di masturbazione prima di andare a dormire. Quando ha spostato la sedia sulla sua scrivania, ha immediatamente preso il suo cazzo in bocca, le sue mani gli hanno preso le palle e gli accarezzavano le cosce. Altre due volte quel pomeriggio lo succhiò fino in fondo, un paio di volte lui si allungò per giocare ancora un po' con i suoi seni, anche se non così duramente come aveva fatto prima.

Alla fine della giornata l'ha tirata fuori dalla scrivania. Le sue ginocchia erano doloranti e sentiva un po' di nausea, non aveva mai ingoiato così tanto sperma in così poco tempo, ma una parte di lei era molto contenta. Andy si mise a cavalcioni su di lei in grembo, le sue cosce cremose divise sulle sue gambe larghe, le sue mani gentili sul suo seno. Diane pensò che potesse derivare solo dal suo tocco, quando si sporse in avanti e succhiò il capezzolo impertinente nella sua bocca, le sue mani accarezzandole i seni mentre succhiava e mordicchiava, poteva sentire il piacere che le saliva nel ventre. Le sue labbra si spostarono sull'altro capezzolo e lei mosse i fianchi, desiderando cavalcarlo, strofinarsi contro di lui, ma le sue mani la tenevano fermamente lontana anche mentre giocava con i suoi seni.

Diane lasciò ricadere la testa all'indietro, godendosi semplicemente la sensazione della sua bocca sui suoi capezzoli tormentati, le sue mani che sfioravano i suoi tumuli sensibili. Il sapore di lui era nella sua bocca.

Quando le fece scivolare un dito tra le gambe, lei quasi gridò di trionfo, ma lui intinse il dito nei suoi succhi bagnati e poi lo tirò via. Le lacrime le brillavano negli occhi, aveva così tanto bisogno di sborrare.

Mentre gemeva, lui le mise in bocca il suo dito coperto di succo, il dolce sapore muschiato del suo corpo si mescolava al sapore del suo sperma. Gli succhiò il dito disperatamente, senza nemmeno preoccuparsi che la stesse costringendo ad assaggiare se stessa. Qualsiasi cosa volesse, se solo avesse rimesso il dito laggiù. O lascia che lei gobba la sua gamba. Qualunque cosa volesse.

"Questo è il sapore che avrà quando mi pulirai con la bocca dopo che ti ho preso."

Oh dio... le sue parole... il sapore... era così caldo che pensava di poter venire solo da quello. L'intero pomeriggio era stato una grande presa in giro.

Ma poi le tolse il dito dalla bocca e le mise le mani sui fianchi, sollevandola dal grembo.

"Vestiti e vai a casa per la giornata", le disse.

Diane fece come aveva ordinato, ma prima fece un rapido viaggio in bagno, infilando le dita nella sua figa fradicia, facendo rotolare i sapori del loro sesso combinato intorno alla sua bocca e ossessionata dalla promessa nelle sue parole. È venuta quasi subito.

Quella notte, quando si è masturbata, ha trasformato i suoi seni più rosa di lui. Si addormentò leggermente più soddisfatta della notte prima.

****

Il venerdì è passato normalmente, poi il fine settimana e lunedì si torna al lavoro. Diane cominciava a sentirsi come un cane in calore. Il passaggio di uomini per strada le faceva venire in mente pensieri sul sesso, qualsiasi uomo, ea volte era tentata di portare a casa uno sconosciuto a caso, solo per poter scopare. Ma aveva la sensazione che l'intensità, la tensione, niente di tutto ciò sarebbe stato lì, e non sarebbe stata più soddisfatta di quanto non fosse dopo essersi masturbata. Così invece ha aspettato. Aspettavo Andy. C'era più piccolo gioco in ufficio. Una volta Juan entrò mentre Andy le teneva le mani sulla maglietta mentre era in piedi dietro di lei mentre scriveva, pensava che sarebbe morta per l'imbarazzo, ma Juan le sorrise consapevolmente mentre il suo viso diventava rosso brillante. Mentre Juan si muoveva per l'ufficio a portare a termine il suo lavoro, Andy giocava in modo più rude con i suoi seni.

Teneva solo la testa bassa, non volendo vedere Juan che li guardava con la coda dell'occhio, Andy stava ovviamente permettendo a Juan di intravedere la sua maglietta. Era ancora più vergognoso che Juan lo sapesse, anche se ora era sicura di sapere perché era pagato così tanto. Da quel primo lunedì non c'erano più donne che entravano in ufficio per far visita ad Andy, e lei ne fu sollevata.

Durante il fine settimana aveva visitato tutti i tipi di storie erotiche e siti Web di immagini, che erano progressivamente diventati più perversi. Stava pensando di fare cose che non avrebbe mai pensato possibili, se solo Andy l'avesse scopata, se solo l'avesse fatta sbronzare. I siti con le foto di coppie interrazziali sono stati ciò che l'ha davvero fatta andare. Il ricordo di aver visto le mani scure di Andy sul suo corpo leggero è stato sufficiente per farla iniziare a scremare. Mercoledì pomeriggio finalmente la chiamò di nuovo nel suo ufficio. Questa volta, invece di fare il gioco dello sguardo, era in piedi accanto a un nuovo mobile. Una scrivania, simile alla sua, ma un po' più corta di lunghezza, disposta perpendicolarmente alla propria scrivania, formando un angolo di 90 gradi. L'unica cosa era un piccolo cuscino. Il suo sorriso era più luminoso del sole a mezzogiorno e più malvagio di Machiavelli.

"Vieni qui piccola."

Quando era in piedi direttamente di fronte a lui, lui le allungò la mano dietro la testa per districarle i capelli. Mentre le rotolava intorno alle spalle, gli aggrovigliò la mano dietro e la tirò avanti per il loro primo vero bacio. Le sue mani volarono verso l'ampio petto, sentendo i muscoli sotto di esso, l'altra mano allungò la mano fino alla parte bassa della sua schiena e la tirò dentro. Accanto alla sua corporatura ampia e potente si sentiva piccola, indifesa, un gattino minuscolo contro il leone capo dell'orgoglio. Mentre si aggrappava a lui, lui approfondì il bacio, sondandole la bocca con la lingua. Le sfuggì un piccolo gemito. Quando finalmente la lasciò andare, lei tremava, e lei rimase lì sottomessa mentre lui iniziava lentamente a togliersi i vestiti.

Prima la sua giacca e la sua camicetta, poi le slacciò la gonna e la lasciò cadere a terra. Rimase lì con indosso il reggiseno e il perizoma abbinati, con le mutandine ei tacchi, tremando per la tensione. Accarezzandole leggermente il corpo, si fece strada lentamente per toglierle il reggiseno e poi la biancheria intima, lasciandola solo con le calze ei tacchi. Era la prima volta che la esponeva completamente a lui e si sentiva vulnerabile in un modo completamente nuovo.

La speranza è cresciuta in lei. Sicuramente se fosse stata completamente nuda l'avrebbe presa adesso.

"Scendi a tavola."

Era fresco e liscio sotto le sue chiappe. Andy la spinse verso il basso in modo che fosse sdraiata per il lungo, il cuscino sotto la testa. Poi aprì un cassetto e tirò fuori il bavaglio, che lei non aveva nemmeno combattuto, poi le legò i polsi e glieli sollevò sopra la testa e li legò alla scrivania. Altre due lunghezze di corda sono state usate per legarle le caviglie alle cosce e poi a ciascun lato della scrivania.

Completamente esposta, i suoi seni sporgenti verso l'esterno, la figa e il culo spalancati tra le sue cosce aperte, ha fatto una bella vista. Andy tirò fuori un altro piccolo cuscino e si abbassò in modo da guardare tra le sue gambe aperte. Il suo sorriso era di pura ammirazione.

"Bellissimo."

Era esattamente quello che voleva sentire e il suo corpo ondeggiava, ansioso e pieno di speranza. I suoi capezzoli erano orgogliosi ed eretti sui suoi seni, la sua figa era così bagnata e pronta per lui. Fece scivolare il piccolo cuscino sotto il suo culo, sollevandolo leggermente in modo che entrambi i suoi buchi fossero esposti al mondo. Un leggero e caldo respiro soffiava su di loro in modo allettante mentre Andy si avvicinava. Tutto il suo corpo tremava per l'attesa.

Poi Andy aprì un altro cassetto e iniziò a tirar fuori un sacco di cose, che lei non riusciva a vedere perché le aveva posate sulla scrivania. Una mano si allungò e iniziò a giocare con il suo capezzolo, pizzicandolo e tirandolo. Non era necessario, perché era già difficile, ma sembrava divertirsi a tirarlo come se stesse cercando di estenderlo più lontano dai suoi seni. Poi le mostrò cosa teneva nell'altra mano: morsetti che sembravano pinzette, tre delle quali su una delicata catena a forma di Y. Con gli occhi spalancati alla vista di questo terribile oggetto, ha cercato di obiettare attraverso il bavaglio, e ha anche provato a dimenarsi un po' per allontanarsi, il che le è valso uno schiaffo forte sulla sua figa aperta e aperta. La forte sculacciata la percorse, la figa che perdeva copiosamente. Smise di lottare, ricordando a se stessa che avrebbe fatto qualunque cosa lui volesse per il suo orgasmo. Le pinze furono posizionate su ciascuno dei suoi capezzoli e lui le strinse finché ciascuna delle sue gemme color ciliegia non ebbe una presa salda e leggermente dolorosa, quindi si spostò tra le sue gambe, posando la terza pinza sul suo monticello rasato e lasciandola senza dubbio su dove sarebbe andato quel terzo morsetto.

I succhi della figa stavano già gocciolando dalla sua fessura sul cuscino, mentre Andy si chinava di nuovo tra le sue gambe poteva inalare il suo dolce profumo. Rabbrividì quando il primo tocco della sua lingua tracciò le sue labbra esterne della figa, stuzzicandola. Poi si è spostato verso l'interno, lentamente, alla fine ha iniziato a leccare il suo buco. Dopo tanti giorni passati a ricevere attenzioni solo da se stessa, era il paradiso. Meravigliosamente, alzò la lingua e le fece scorrere il clitoride, facendo scorrere la lingua tutt'intorno e tirandolo con i denti.

È venuta immediatamente, urlando contro il bavaglio mentre lui mordicchiava il tenero bocciolo, il piacere che le increspava il corpo. Andy alla fine le diede un po' di ciò di cui aveva bisogno.

La sua figa pulsava per l'evento tanto atteso, le sue viscere convulse. Finì tutto troppo in fretta, però, mentre si allontanava.

"Bambina molto cattiva. Non te l'avevo detto che potevi venire.

Diane gemette, spingendo i fianchi su e giù, per niente pentita. L'orgasmo era stato meraviglioso, ma la sua figa era ancora calda e bisognosa, lo voleva dentro di sé.

Poi si alzò di nuovo attaccando saldamente il terzo morsetto al suo clitoride. Faceva male, ma si sentiva anche così bene, stava digrignando i fianchi, cercando di convincerlo a toccarla ancora un po', emettendo dei miagolio attraverso il suo bavaglio. Nonostante il suo orgasmo volesse di più, la fame nel suo nucleo non era placata. Ridacchiò ai suoi movimenti e tornò agli oggetti sulla sua scrivania.

Un minuto dopo era di nuovo tra le sue gambe con tre oggetti, le mostrò la gelatina KY per farle vedere, insieme a uno strano oggetto dall'aspetto di proiettile con una base larga, che non aveva mai visto prima. Non è stato difficile avere l'idea però mentre ci ha spalmato sopra la gelatina di KY, e poi ha usato il suo dito per allargarlo intorno al suo buco del culo, infine trafiggendole il culo con il dito rivestito. Obiettò con forza, cercando di bloccare il suo dito mentre si faceva strada dentro, emettendo suoni negativi attraverso il suo bavaglio, pregando che stesse solo giocando con lei. Speranza vana, non appena sentì che era sufficientemente lubrificata, usò una mano per tenerle il bacino mentre iniziava a farle muovere lentamente il giocattolo su per il culo. Allungandosi, fece entrare e uscire il giocattolo, allentando il suo buco, faceva male ma era anche piuttosto piacevole in un modo strano. Alla fine decise di accettare l'inevitabile... dopotutto, proprio la notte prima aveva pensato che avrebbe fatto qualsiasi cosa se lui l'avesse semplicemente scopata, no? E il giocattolo era davvero solo forse un pollice intorno alla sua base, sarebbe così brutto, vero? Se questo era quello che doveva fare, allora così sia.

Quando alla fine la spina le è spuntata completamente nel culo si è sentita piena e gonfia, era aderente e anche se ha spinto sperimentalmente per vedere se poteva farlo saltare fuori, non c'era modo che sarebbe stata in grado di costringersi a farla possedere il culo abbastanza largo per farlo uscire. Inoltre, questo avrebbe potuto far arrabbiare Andy, e non voleva nemmeno farlo in questo momento. Non con lui tra le gambe in quel modo. Alla fine inserì l'ultimo oggetto nella sua figa, era fredda e dura, e non molto grande, poi iniziò a vibrare. Aveva inserito un uovo vibrante, lo sapeva perché ne aveva uno a casa. Andava sempre bene per i preliminari, quel tanto che bastava per solleticarla, ma mai abbastanza per farla scendere. Poi, quando il giocattolo nel suo culo ha preso vita, è saltata. Andy le sorrise e si spostò alla sua scrivania dove riprese a lavorare.

Il tempo passava, non sapeva quanto perché non vedeva un orologio. Tutta la sua attenzione era concentrata sui giocattoli dentro di lei, il leggero dolore nei suoi seni, il forte dolore nella sua figa e clitoride, e la pienezza del suo culo. Ogni parte di lei si stava sforzando verso la scarica finale dell'orgasmo, ma non importa quanto si avvicinasse, rimaneva sempre fuori portata. Semplicemente non c'era abbastanza stimolazione dall'uovo, anche se la pinza aveva il suo clitoride in una presa salda, sicuramente non era abbastanza per finirla. Non sapeva ma stava iniziando a distrarre molto Andy, con i suoi gemiti e sussulti che erano smorzati dal bavaglio ma ancora non del tutto silenziosi, la leggera lucentezza del sudore sul suo corpo e l'odore lentamente opprimente della sua figa riempiendo la stanza. L'ha lasciata lì solo per circa 15 minuti prima di finire il suo brief e ha ribaltato la sedia in modo che fosse seduto direttamente accanto al suo stomaco.

Rapidamente, le pinze sono state estratte dai suoi capezzoli e dal clitoride, facendola contorcere e urlare dietro il bavaglio. Il dolore aumentava attraverso i piccoli organi e il sangue tornava di corsa, il dolore e la sensazione di un orgasmo imminente... si sentiva come se lui le stesse toccando il clitoride, sarebbe scoppiata di nuovo. Invece, le dita le sfregavano i capezzoli, provocando più contorsioni e gemiti mentre le cime altamente sensibilizzate venivano accarezzate, i suoi fianchi giravano sul tavolo. L'uovo nella sua figa ronzava felicemente, e finalmente si era completamente adattata al plug anale, che ora le stava dando una sensazione piacevolmente piena. Andy si alzò e camminò tra le sue gambe, un solo pensiero le riempì la mente: PER FAVORE!

Ogni parte del suo corpo tremava per farsi violentare, per riempirla, per prenderla finalmente come sua. Invece, sentì la sua mano intorno al suo buco del culo, e poi il plug anale iniziò a muoversi avanti e indietro nel suo culo, quasi lasciandolo e poi spingendo di nuovo dentro con decisione. Più gemiti e sussulti, più tremante, mentre sentiva il suo culo allungarsi e contrarsi . Il movimento costante nel suo culo stava diventando abbastanza piacevole che sentiva che avrebbe potuto anche essere soddisfatta se lui le avesse semplicemente infilato il cazzo nel culo. Anche se non aveva mai avuto pensieri seri sull'anale, soprattutto a causa del fallimento del suo primo esperimento con un ex fidanzato in cui anche il suo dito le causava troppo dolore, in questo momento sarebbe stata disposta a portarlo dove voleva se solo lo avesse permesso il suo sperma dopo.

Andy si chinò su di lei, il suo inguine a pochi centimetri dal suo, e lei si sforzò disperatamente per collegare i due, per avvicinarsi abbastanza da strofinarsi sui suoi pantaloni. Invece si mantenne a una distanza sufficiente dai loro inguini per portarla vicino alle lacrime, mentre si succhiava un capezzolo di ciliegia in bocca. Nella sensazione che il calore si stesse diffondendo su tutto il suo corpo, una mano le afferrò il seno cremoso, impastando la morbidezza, pizzicando il capezzolo; l'altro capezzolo fu risucchiato nella sua bocca, arrotolato dalla lingua e pizzicato tra i denti. Il plug anale nel suo culo non ha mai smesso di muoversi.

Nonostante la mancanza di contatto con la sua figa, Diane poteva sentirsi vicina a una sorta di completamento, ma proprio mentre raggiungeva l'orlo del non ritorno, Andy si tirò su dal suo seno e spense il plug anale.

"Ti ho già fatto venire una volta oggi", le disse. "Se vuoi venire di nuovo dovrai farlo da solo."

Si sforzò e imprecò interiormente mentre lui usava un dito per agganciare l'uovo fuori dalla sua figa. Tutti i sentimenti di pienezza svanirono e le lacrime finalmente iniziarono a fuoriuscire dai suoi occhi per la frustrazione sessuale. Andy slegò le corde attorno alle gambe e alle braccia e le porse il mucchio dei suoi vestiti, che lei afferrò e poi si precipitò fuori dalla porta.

Troppo eccitata per arrivare al bagno, si appoggiò sul retro della sua porta e iniziò furiosamente a pizzicarle i seni e strofinarsi il clitoride, disperatamente inserì due dita nella sua figa e riuscì persino a prenderne una nel culo.

Lei è venuta. Contorcendosi contro la sua porta, completamente nuda nell'ufficio principale, il seno intenerito e il culo in fiamme, venne dura. Non è stato fino a quando ha finalmente raggiunto il suo picco massimo e si è tolta le dita dalla figa e dal culo che si è resa conto che stava ancora indossando il bavaglio. L'umiliazione la travolse quando tornò sulla terra e si ricordò della sua posizione, non aveva nemmeno avuto abbastanza autocontrollo per andare in bagno. Quando si raddrizzò e iniziò a rimuovere il bavaglio, la porta del suo ufficio si aprì dietro di lei e lei si voltò di scatto con aria colpevole, improvvisamente consapevole di essere nuda.

Quel sorriso accecante.

"Domani sera verrai a casa con me. Passerai il fine settimana. Prepara i tuoi articoli da toeletta e un vestito per tornare a casa, non avrai bisogno di nient'altro."

La porta si è chiusa. Lei lo fissò. Mi chiedo e di nuovo speranzoso.

capitolo 3

Il venerdì è passato così lentamente che tutti i pensieri di Diane erano rivolti al prossimo fine settimana. Distratta e eccitata era il modo in cui trascorreva l'intera giornata. Andy ha continuato con i suoi tocchi occasionali, facendola sussultare alcune volte perché i suoi capezzoli erano ancora doloranti per le clip su di loro. Anche dalla quantità di attenzioni che ora dava loro ogni notte quando si masturbava, ma nonostante il leggero disagio quando lui li toccava, tutto la rendeva più bagnata e più eccitata. Due volte quel giorno andò in bagno per sdrammatizzare un po'.

Quel pomeriggio, mentre lei era in piedi davanti alla fotocopiatrice, lui le si avvicinò dietro e le fece scorrere le mani dietro le cosce, facendola inarcare per la sorpresa. L'orlo della gonna è stato sollevato lentamente fino alla vita, e poi ha fatto scorrere le dita intorno alla parte superiore delle calze fino al perizoma, facendo scivolare una mano nella parte anteriore delle sue mutandine, usava l'altra per impastare e lavorare il suo culo guancia. Lei gemette mentre un grosso dito si faceva strada nella sua figa, allungandola. I denti le affondarono leggermente nel collo, facendola gemere di nuovo e appoggiando i fianchi contro le sue mani. Quando il suo dito fu completamente ricoperto dai suoi succhi, lo tirò fuori da lei e lo spinse nella sua bocca, cortesemente lei lo succhiò per pulirlo. Alla fine lui si allontanò e lei rimase appoggiata alla fotocopiatrice, la gonna ancora rimboccata che mostrava il culo e il perizoma.

Un piccolo movimento sulla soglia attirò la sua attenzione, e con sua vergogna e orrore Juan era lì a guardarla ansimando. Non sapeva da quanto tempo era rimasto lì... aveva visto lei e Andy? Tirando indietro la gonna, afferrò le sue carte e lo sfiorò rapidamente a testa bassa, non volendo guardarlo. Il resto della giornata di lavoro è stato speso in una dura contemplazione di tutto ciò di cui aveva bisogno per fare, qualsiasi cosa pur di evitare gli occhi ridenti di Juan.

Alla fine Juan se ne andò alle 4 del pomeriggio, e un'ora dopo Andy uscì dal suo ufficio, nervosamente si alzò e afferrò la sua borsa. Le sorrise: "Dai. Abbiamo molto da fare questo fine settimana". Più risatine. La passeggiata fino al garage non è stata male, hanno parlato di cose in giro per l'ufficio, qualche volta la sua mano le ha accarezzato le chiappe rotonde. Quando sono arrivati alla sua macchina, ha messo la sua valigetta e la sua borsa sul sedile posteriore.

"Piegati sul bagagliaio della macchina."

Leggera esitazione, ma sapeva che era meglio non fermarsi davvero. Non voleva che cambiasse idea, dopotutto. Con i suoi talloni era dell'altezza giusta per piegarsi sul tronco con un angolo di quasi 90 gradi. Di nuovo ci furono dei tocchi intorno alle sue cosce, che le tirarono la gonna sui fianchi. Un attimo dopo non la toccava più, ma lei poteva sentirlo prendere qualcosa dalla tasca, cercò di voltare la testa per guardare e fu ricompensata con un secco schiaffo ammonitore sulla guancia sinistra. Smise di cercare di guardare. Il perizoma è stato tirato fuori dalla fessura del suo culo, e poi una gomitata al suo buco del culo, pressione mentre il piccolo butt plug veniva premuto lentamente nel suo culo. Piuttosto che lavorarlo dentro e fuori come prima, è stata solo una lunga pressione lenta che lo spingeva in avanti fino a quando tutto finalmente le è saltato fuori nel culo. Faceva più male in quel modo e allo stesso tempo era anche più erotico. Quando finalmente fu completamente dentro tirò un sospiro di sollievo e gemette un po' mentre stringeva il culo intorno ad esso, godendosi la sensazione di avere qualcosa dentro di sé.

Poi la trepidazione la riempì quando lui aprì la portiera della macchina e si rese conto che sarebbe dovuta tornare a casa con quello che le tappava il culo.

La prima parte della corsa non è stata male, anche se Andy ha guidato deliberatamente sui due dossi del parcheggio molto rapidamente, facendo sì che il plug anale le spingesse più profondamente nel culo mentre rimbalzava sul sedile. Si contorceva e cercava di tenere il disagio lontano dalla sua voce mentre lui le faceva domande su se stessa, domande a cui lei rispondeva meglio che poteva con la distrazione che le rimbalzava nel culo; dopo un po' cominciò a sentirsi abbastanza a suo agio da fargli le sue stesse domande. Sorprendentemente, nulla della sua mistica era scomparso anche se ha risposto completamente a tutte le sue domande.

Mezz'ora di macchina e si fermarono davanti a una splendida casa di pietra, nascosta da un vialetto lungo un miglio nel bosco. Non c'erano case vicine. I giardini erano ovviamente enormi e ben tenuti. La casa era elegante, coloniale e quasi delle dimensioni di un palazzo. Entrando nell'atrio si trovava di fronte a una bella scala in marmo, l'ingresso alla cucina di fronte a lei, una sala da pranzo alla sua sinistra e il soggiorno alla sua destra. Tutto era spazioso, con soffitti alti e pareti color crema; l'arredamento era di eleganza modesta e semplice.

Andy ha cucinato la cena, ha pulito i piatti, hanno bevuto del vino. Tutto sembrava in qualche modo surreale quando il plug anale le premeva nel culo, ricordandole il motivo per cui era lì. Poi, alla fine, l'ha scortata al piano di sopra e ha persino rimosso il plug anale in modo che potesse andare in bagno. Dopo tanto tempo con quello nel culo era un sollievo, ma quasi mancava anche la sensazione piena che le aveva dato. Uscendo dal bagno si ritrovò a guardare una stanza leggermente cambiata, ora c'era una pila di tre cuscini al centro del suo letto, con un altro distanziato verso la testiera, spezzoni di corde con polsini morbidi all'estremità a ogni giroletto e al comodino era ricoperta di vari oggetti, alcuni li riconobbe e altri no.

Immediatamente fu avvolta tra le sue braccia, le labbra di lui che sfregavano le sue con la loro forza; gemette contro la sua bocca mentre le sue mani iniziavano lentamente a spogliarla. Prima la sua giacca cadde a terra, e tremori la travolsero mentre il calore del suo corpo sembrava inghiottirla. Muovendo i suoi baci lungo il suo collo, succhiando, le sue dita sbottonarono agilmente la sua camicetta, finché non seguì la sua giacca. L'aria fredda combinata con la sua eccitazione estrema le fece sobbalzare bruscamente i capezzoli anche attraverso il reggiseno, abbastanza del suo cervello rimase in funzione per rendersi conto che stava ansimando con la testa trattenuta mentre quest'uomo che controllava ogni suo movimento era inginocchiato di fronte a lei. La gonna le cadde, e poi lui arrotolò lentamente ciascuna delle sue calze, seguendo ogni centimetro della sua carne esposta con un bacio. Quando riuscì a risalire la sua coscia destra, lei ansimava e gli afferrava le spalle per sostenersi. Leccandosi la lingua intorno allo stomaco e all'ombelico, le sue mani forti si fecero strada lungo i fianchi e le slacciarono il reggiseno; le sue mani rimasero alte, accarezzandole i capezzoli, prima di una rapida scivolata verso il basso che gli esponeva l'intero corpo. Andy era ancora completamente vestito.

In piedi, la sollevò come una copertina di un romanzo rosa, e poi la mise a pancia in giù sul letto, con la pila di cuscini al centro, appena sotto i suoi fianchi. Ogni braccio e ogni gamba sono stati quindi attaccati a un montante del letto fino a quando non è stata distesa con le braccia tese, la testa appoggiata sull'ultimo cuscino. Una piccola palla bavaglio è stata inserita nella sua bocca, e poi ha iniziato ad accarezzare lentamente le dita su e giù per il suo corpo, facendola rabbrividire. Ci fu una pausa in cui nulla la toccava, e con la coda dell'occhio vide Andy raccogliere un lungo bastone con alcune piume all'estremità. Le pennellate di luce fecero emergere molti miagolio da dietro il suo bavaglio; le piume viaggiavano dalla caviglia sinistra fino alla spalla sinistra, e poi lungo la spalla destra fino alla caviglia destra. Dentro le sue cosce c'era il peggio, allettante e morbido, stava bruciando per un tocco più fermo.

Quando il tocco morbido e leggero se ne andò, Diane si ritrovò a desiderare di non aver desiderato che se ne andasse così presto.

THWACK!

Ha provato a urlare dietro il bavaglio mentre Andy inaspettatamente le sculacciava il culo.

THWACK! THWAK! THWAK! THWAK!

Le lacrime le rigavano il viso mentre lui le faceva diventare il culo rosa con la sua mano scura. Contorcendosi e implorando dietro il suo bavaglio, alla fine rallentò i colpi e fece scorrere delicatamente la mano sul suo culo, lei poteva sentire il suo peso sul letto mentre si chinava per sussurrarle all'orecchio.

"Era per mostrare il tuo culo a Juan."

Un altro piccolo schiaffo la fece sobbalzare.

"Questo è il mio culo adesso."

Il suo tocco divenne più carezzevole.

"E tu ne farai solo quello che voglio io."

Una piccola risatina. Sospirò di felicità mentre lui le faceva scivolare la mano lungo il culo e iniziò a giocare con la sua figa, facendo scorrere le dita lungo i bordi esterni e persino immergendola nel suo buco. Il dolore della sculacciata l'aveva eccitata , il calore si diffondeva attraverso la parte inferiore del suo corpo e la sua figa gocciolava.

Poi Andy le lasciò il fianco e lei poté sentire i suoi vestiti cadere a terra. Diane si sforzò di vederlo. Quando finalmente la slegò e la girò, si gloriò alla vista del suo corpo nudo su di lei, osservando ogni suo movimento mentre spazzava i cuscini sul pavimento e la adagiava sulla schiena, attaccando le braccia alle colonne del letto. Osservò il suo incredibile petto e le sue spalle mentre legava le sue gambe agli stessi pali a cui erano legate le sue braccia, allargando le gambe e lasciando la sua figa completamente esposta a lui. Il duro contrasto del suo grande corpo nero con la sua pelle bianca era bellissimo, ma la maggior parte della sua attenzione era concentrata sul suo grosso cazzo duro, l'enorme strumento nero che le stava sfregando in modo seducente lungo la coscia, così vicino alla sua figa rosa molto aperta.

Una volta che le sue gambe furono assicurate, Andy si abbassò, prendendole il culo tra le mani, strofinando il suo cazzo per tutta la lunghezza della sua figa, mentre le sue labbra viaggiavano dal suo collo ai suoi seni. La sua bocca mordicchiò e le morse il capezzolo, una mano si mosse dal suo culo all'altro seno, tirando e stringendo. Muovendo la figa contro il suo cazzo, desiderando che fosse dentro di lei, gemette e cercò di spingere i suoi seni ancora di più nella sua mano e nella sua bocca; alla fine si è tirato indietro e ha strofinato la testa del suo cazzo intorno all'ingresso della sua figa. Supplicando il suo bavaglio, Diane desiderò di non essere immobilizzata in modo così sicuro; data la possibilità che sarebbe saltata sul suo cazzo, incurante che fosse la cosa più grande che avesse mai avuto nella sua figa, voleva tutto dentro e lo voleva ora. Il che la fece sentire disperatamente abbandonata quando all'improvviso le lasciò le gambe aperte e rimase a contemplare il comodino. Dopo pochi istanti era di nuovo tra le sue gambe, ma il suo cazzo non era ancora nella sua figa, invece stava lubrificando un plug anale che poi le inserì nel culo, sorridendo alle sue espressioni facciali mentre si muoveva dentro.

Sebbene fosse solo leggermente più grande di quello che aveva precedentemente occupato l'area, sembrava molto più grande. La piccola differenza di dimensioni ha fatto un'enorme differenza nei sentimenti, mentre cercava di sollevare il letto per evitare l'intensa pressione che Andy le afferrò uno dei capezzoli e lo usò per spingerla di più verso il basso. Alla fine, con il fuoco che le bruciava il culo e il capezzolo, il plug anale è scattato completamente al suo posto. Andy ha messo ciascuna delle sue mani su un seno e ha iniziato a impastare e pizzicarle, poi ha spostato le mani sui suoi fianchi e le ha stuzzicato la figa con la testa del cazzo di nuovo.

"Puoi venire quanto vuoi", le disse. "Voglio sentirti incresparsi intorno a me."

Diane rabbrividì, spingendo i fianchi verso di lui il più possibile. Lo voleva dentro di sé. Mosse ancora un po' il suo cazzo intorno alle sue labbra esterne, stuzzicando e strofinando la testa.

Quando finalmente ha iniziato a spingerle nella figa era come se una mazza da baseball fosse stata spinta dentro di lei. Le lunghe settimane senza sesso le davano l'impressione di essere di nuovo vergine; era stretta, aderente come un guanto. La pressione sul cazzo di Andy mentre esplorava lentamente il suo corpo era squisita. Ogni terminazione nervosa sembrava in fiamme mentre la figa di Diane veniva trafitta, guardando in basso poteva vedere il suo fantastico cazzo nero che si muoveva nel suo corpo. Nonostante la quantità di lubrificazione che la sua figa aveva fornito, era ancora lenta, solo a causa delle dimensioni del suo membro. Quando è entrato in parti di lei che non avevano mai avuto niente in loro, si sentiva pronta a venire solo per aver finalmente avuto il suo cazzo dentro di lei. Faceva un po' male essere allungati così, ma era un dolore così meraviglioso e piacevole.

Quando iniziò a muoversi lentamente dentro e fuori, quasi fino alla punta e poi di nuovo dentro, premendo l'inguine contro di lei, lei sentì che ogni parte di lei era in fiamme. Aperta e vulnerabile, lei gemette contro il bavaglio e lui iniziò a muoversi rapidamente contro le sue gambe divaricate, spingendo sempre più forte e più in profondità, una delle sue mani viaggiò dietro la sua schiena e premette un interruttore sul plug anale, facendolo prendere vita nel suo culo . Entrambi gemettero allora, per le piacevoli sensazioni che provocava. Diane non si era mai sentita così piena in vita sua, il plug le ronzava allegramente nel culo, combinato con il cazzo più grande che avesse mai avuto nella figa. Pochi secondi dopo stava venendo, raggiungendo livelli sempre più alti di estasi mentre il suo cazzo continuava a tuffarsi dentro e fuori la sua figa; ondata dopo ondata di orgasmo si schiantò su di lei, l'adempimento dei preliminari delle settimane precedenti.

Senza sosta l'enorme cazzo che sbatteva contro di lei ha continuato a pompare, finché alla fine è diventato quasi doloroso, un sovraccarico sensoriale, e ha iniziato a lottare contro i suoi legami, e il suo piagnucolare da dietro il bavaglio è passato dall'orgasmo alla supplica. Una mano scivolò da dietro il suo culo al suo clitoride, strofinandolo duramente e pizzicandolo e pizzicandolo; le lacrime iniziarono a rigarle il viso, nonostante il dolore che le stava causando, la stava anche portando a un altro, più duro orgasmo. Sforzandosi e contorcendosi, si chiese come Andy potesse andare avanti con un tale ritmo, tutto il suo corpo si sentiva come se fosse in fiamme.

Improvvisamente, la mano che stava ancora occupando il suo clitoride si spostò indietro e spinse saldamente il plug anale mentre si sporgeva in avanti in lei, il suo cazzo era il più profondo nella sua figa che aveva ottenuto e appoggiava le sue labbra nel suo orecchio.

"Il prossimo fine settimana ti prendo per il culo."

La combinazione delle sue parole, la pressione nel suo culo, il suo cazzo in profondità nella sua figa e lo schiacciamento del suo clitoride, Diane è tornata. Attraverso la nebulosità del dolore e dell'estasi, poteva sentire il cazzo di Andy che si gonfiava dentro di lei e liberava uno schizzo dopo l'altro di sperma. Tutto il suo corpo era teso contro di lei, tirandola sconsideratamente forte su di lui, spingendo incessantemente il suo cazzo dentro di lei. Era come se la sua intera figa fosse stata divisa in due, poteva sentire ogni pulsazione del suo cazzo dentro di lei mentre la sua figa tremante lo mungeva.

Con un ultimo sospiro, tutto il suo peso corporeo centrato sulla sua figa, Andy trascorse un momento semplicemente sdraiato tra le cosce divaricate di Diane prima di allungare la mano e rilasciare le gambe e le braccia. Sempre con il suo cazzo morbido dentro di lei, sollevò il suo corpo esausto e le baciò dolcemente le labbra.

"Brava ragazza." Lei gli sorrise, attraverso le lacrime, e poi sussultò mentre lui si sollevava lentamente da lei, anche solo la sensazione del suo cazzo che lasciava il suo corpo provocava uno shock nella sua figa.

Con soddisfazione era avvolta tra le sue braccia mentre si sentivano addormentati, sentirsi al sicuro, protetti e completamente realizzati.

Sabato mattina, quando si è svegliata, Diane si è resa conto di sentirsi meglio che aveva nella sua vita. Anche se era dolorante dappertutto, sia i muscoli che le parti inferiori, avvolta nelle grandi braccia nere di Andy, il suo corpo premuto contro la sua schiena, si sentiva meravigliosa. Si sentiva al sicuro, finalmente realizzata, e si chiedeva se fosse davvero quello che aveva cercato per tutta la vita, questo tipo di perdita di controllo in cui tutto dipendeva da lui. Forse questo era il tipo di cosa contro il movimento femminista, ma in realtà, chi se ne frega? Semmai, il movimento femminista doveva davvero riguardare le donne che sceglievano da sole ciò che volevano, e se ciò che voleva era un po' diverso da quello che probabilmente la maggior parte di quelle donne aveva pensato, beh non era lei. Dita bianche e sorridenti accarezzavano su e giù le braccia muscolose, ammirava di nuovo il contrasto dei colori della loro pelle e anche il potere che avevano le braccia che la tenevano.

Nuzzando di nuovo nel suo corpo, si rese conto che il suo cazzo era duro mattutino e istintivamente cercò di allontanarsi, sicura di essere troppo dolorante per prenderlo di nuovo stamattina. Invece, finì per piagnucolare mentre quelle braccia che aveva appena ammirato si strinsero intorno a lei, il suo amante silenzioso iniziò facendo scorrere delicatamente le mani su e giù per il suo corpo. Anche se la faceva sussultare un po', anche il tocco leggero era molto rilassante. Mani forti le scorrevano dolcemente tra i capelli e le massaggiavano i seni, a causa della loro posizione non poteva davvero toccarlo, invece fece scorrere una mano su e giù per una delle sue cosce, cercando di raggiungere il suo cazzo con la mano, ma lui fu spinto troppo vicino al suo culo. Invece di perseguire la questione, Diane alzò le braccia all'indietro e le intrecciava dietro la sua testa, lasciando il suo corpo completamente aperto al suo tocco.

Quando ha iniziato a far scivolare il suo cazzo su e giù per il suo culo, ha anche fatto scivolare una mano sulle sue cosce, stuzzicandola e stuzzicandola intorno alla figa, nonostante - o forse a causa - del dolore che lei poteva sentire bagnarsi.

Molto gentilmente fece scorrere le dita intorno alla sua figa, facendo scivolare un dito tra le sue labbra, mescolando i suoi succhi. Cominciò a gemere e ad afferrargli la testa con le dita, contorcendosi contro il corpo duro dietro di lei. Le labbra le sfioravano la nuca mentre le sue mani le strofinavano e le mandavano un piacevole formicolio su e giù per la spina dorsale. Dopo così tanto tempo passato a giocare duro con Andy, era nuovo e sexy avere il suo tocco completamente gentile con il suo corpo. Le morbide carezze dei suoi seni e capezzoli stavano iniziando a riscaldarla, e il dito che spingeva nella sua figa era così lubrificato che le faceva appena male nonostante il dolore. Il solo atto di tenerle volontariamente le mani in una posizione che la lasciava aperta la eccitava, era più che obbediente, partecipava attivamente alla lenta seduzione del suo corpo. Allungare i suoi muscoli come un gatto con le mani che alimentano il suo calore è stato meraviglioso dopo la mancanza di movimento a sua disposizione la sera prima. Anche il leggero dolore della sua figa e dei suoi seni doloranti la rendeva davvero più eccitata, le portava i pensieri della scorsa notte che le scorrevano per la testa, e stava iniziando a sentire come se il dolore fosse eccitato come qualsiasi altra cosa.

Alla fine ha spostato il suo peso corporeo e il suo cazzo è scivolato fuori dalla fessura del suo culo e ha iniziato a strofinare delicatamente sulla sua figa, coprendo la testa con i suoi succhi. Ad ogni colpo si spingeva leggermente indietro, fino a quando la testa finalmente si infilava nel suo buco... sussultava. Anche con tutta l'attenta preparazione di Andy faceva male. Immediatamente smise di spingere il suo cazzo e iniziò a lavorarlo lentamente dentro e fuori la quantità che era già andata, accarezzandolo ancora dolcemente con le dita e accarezzandole i capezzoli. Poi si chinò e le fece scivolare un braccio intorno alla coscia, sollevandola su e indietro finché non si appoggiò sulla sua stessa gamba, aprendole il buco. L'apertura delle sue gambe rendeva le sue viscere meno strette e lui iniziò a lavorare sempre di più il suo cazzo dentro e fuori dalla sua figa. I suoi colpi lenti e costanti, combinati con le carezze allettanti delle sue mani la stavano facendo contorcere contro di lui, lei cercò di allontanare le mani da lui, di allungarsi e toccarsi, e forse anche sentire il suo cazzo entrare e uscire da lei figa. Senza perdere un colpo, una grande mano era avvolta intorno ai suoi polsi e lui li teneva sopra la sua testa, l'altra mano le accarezzava ancora il corpo. Lei allargò le gambe ancora di più, la sensazione erotica di essere trattenuta impotente dalle sue mani mentre lui le dava un cucchiaio stava costruendo l'orgasmo nel suo nucleo. Le spinte iniziarono ad arrivare sempre più velocemente, le sue dita giocavano più velocemente sul suo clitoride.

Il suo cazzo stava spingendo più lontano e più ruvido nella sua figa, togliendole il respiro per il dolore e il piacere. Mentre lui sbatteva contro di lei, raggiungendo il suo culmine, le sue grandi dita le pizzicarono il clitoride, e lei venne, per la prima volta in grado di gridare il suo piacere e il suo nome senza che il bavaglio della palla le inibisse i gemiti. La sua mano teneva la parte inferiore del suo corpo saldamente contro la sua mentre pompava sborra dentro di lei, facendo lievi movimenti con i fianchi e il cazzo che la facevano tremare e contorcersi. Ha avuto uno spasmo intorno a lui, il suo culo morbido che spingeva nel suo corpo duro mentre lui la riempiva di sperma per la seconda volta in 12 ore.

"Oh Andy," gemette, il suo corpo tremava mentre lui si addolciva dentro di lei.

"Buongiorno ragazzina," rispose, baciandole la spalla con le labbra.

La mattina significava una doccia, dove a turno si lavavano dolcemente, e poi la colazione. Per tutto il tempo Diane si è rilassata in uno degli abiti di spugna molto comodi - e molto grandi - di Andy , così come lui. Tutto al mattino era rilassante, guardavano il telegiornale, parlavano, e poi lui l'ha riportata in camera da letto prima di pranzo dove l'ha viziata con un massaggio su tutto il corpo. Ovviamente era consapevole dello stress a cui aveva sottoposto il suo corpo e che i suoi muscoli erano tutti molto doloranti. Farlo lavorare sul suo corpo con oli in modo non sessuale era di per sé un po' eccitante... tuttavia, di certo non era pronta per iniziare il sesso. Non sapendo quando l'umore avrebbe potuto colpirlo di nuovo, voleva riposarsi il più possibile in anticipo, lasciando che il suo corpo si riprendesse. Se ha iniziato qualcosa, chissà quando le sue povere parti del corpo doloranti potrebbero prendersi una pausa. E il massaggio è stato meraviglioso in sé e per sé.

Quel pomeriggio fu caratterizzato da un semplice pranzo nella sua veranda sul retro, e poi un po' di tempo trascorso nella sua vasca idromassaggio, ovviamente nuda. Ancora niente sesso, ma lui giocava costantemente con il suo corpo, toccandolo, massaggiandolo e stuzzicandolo... e lei finalmente stava esplorando il suo. Nella vasca idromassaggio lui le lasciò prendere il controllo per un po', e lei ebbe modo di baciarsi, strofinare il naso e sentirsi bene, e finalmente riuscì a tenere il suo cazzo molto duro tra le mani, strofinando la sua lunghezza su e giù mentre lui gemeva. Prima che potesse venire a sborrare, però, l'ha condotta fuori dalla Jacuzzi e hanno guardato un porno nella sua tana. Per la prima volta è stata in grado di usare le mani per toccargli le palle e il cazzo mentre gli faceva un pompino. È stato un piacere poterlo toccare con le sue mani, potersi allontanare dal suo cazzo e succhiargli i capezzoli in bocca... un trucco che ha rivelato che era molto sensibile lì. Si sedette e si rilassò, giocando pigramente con i suoi seni mentre lei strisciava su di lui esplorandolo.

Alla fine si prese di nuovo il cazzo in bocca, contenta che le avesse permesso di avere un regno così libero con il proprio corpo - ma senza mai farle dimenticare chi aveva il controllo. In qualsiasi momento poteva semplicemente afferrarla e tutto sarebbe tornato di nuovo sulla sua tavola da gioco. L'illusione di avere il controllo per un po' era molto sexy, soprattutto sapendo che era un'illusione.

Gli prese le palle tra le mani mentre faceva scorrere la bocca su e giù per l'asta, usando le dita per solleticare delicatamente quel punto tra il suo culo e le palle; le piacevano i gemiti che emetteva e la sensazione delle sue mani che le scorrevano tra i capelli, giocandoci. Spingendo la bocca sempre più giù per l'asta è quasi riuscita a infilare tutto dentro, oltre il riflesso del vomito e in gola, solo due pollici per andare e avrebbe avuto tutto il suo cazzo in gola, e l'avrebbe fatto tutto da sola. Tuttavia, nonostante tutti i suoi valorosi sforzi non riuscì a entrare da sola di più di quei 8 pollici, mentre Andy si avvicinava al climax le mani tra i suoi capelli diventavano un po' più ruvide, muovendo la testa avanti e indietro più velocemente di quanto avrebbe fatto su di sé possedere. Per qualche istante cercò di rallentare un po' il ritmo, volendo prenderlo in giro, ma lo sforzo fu presto abbandonato; non poteva competere con le mani potenti intrecciate tra i suoi capelli.

Molto rapidamente la sua bocca stava inghiottendo tutto il suo cazzo, con l'aiuto delle sue spinte, le sue mani erano sulle sue cosce, rinforzandosi. Il ritmo accelerò sempre di più finché le sue mani non spinsero la testa di lei saldamente nel suo inguine, le sue labbra attorno alla base del suo cazzo mentre l'asta iniziava a pulsarle in gola. Le sue mani si strinsero intorno ai suoi capelli mentre veniva nella sua gola, sperma che scivolava giù nella sua pancia, le sue piccole mani stavano massaggiando le palle mentre lui veniva, aumentando l'intensità della sensazione. Poco prima che potesse iniziare a farsi prendere dal panico per la mancanza d'aria, lui le sciolse i capelli e lei fu in grado di tirarsi indietro e respirare, tenendo il suo cazzo in bocca e succhiandolo mentre si ammorbidiva. Guardandolo mentre si occupava della questione in questione, sentì il piacere invaderla mentre lui guardava in basso e le sorrideva, accarezzandole delicatamente i capelli al loro posto.

Quella sera avevano cena cinese, e poi lui le disse che aveva qualcosa che voleva che lei guardasse. Quando ha acceso la TV, è arrossita per l' umiliazione. Era lei stessa, in bagno al lavoro, a masturbarsi. Ha riso della sua espressione quando si è resa conto di cosa stava guardando, poi l'ha presa in grembo e ha iniziato a sculacciarla - non troppo forte - mentre le usava una mano per tenerle la testa in modo da doverla guardare alla televisione. Giorno dopo giorno interpretato da, in qualsiasi momento in cui non aveva giocato con se stessa essendo stata tagliata fuori, ma ha sicuramente lasciato un sacco di film da guardare... per tutto il tempo lui le sculacciava costantemente il culo. All'inizio non aveva fatto molto male, ma anche se lui non aveva mai aumentato l'intensità dei colpi, la continuità iniziò a farle arrossire il culo, e lei iniziò a dimenarsi in grembo, cercando di allontanarsi dalla mano ammonitrice.

Schiaffo... Schiaffo... Schiaffo...

Dopo quelle che sembravano ore, il nastro è finalmente arrivato al suo finale, il video di lei che si masturba davanti alla porta del suo ufficio... quando il nastro ha finalmente terminato, entrambi i set delle guance di Diane erano di un rosa brillante.

Andy la tirò su in modo che fosse seduta in grembo a lui.

"Credo che non lo faremo di nuovo?" chiese. Scosse la testa con enfasi, non fidandosi della sua voce. Una mano si sporse tra le sue gambe e fece scivolare le dita attorno all'umidità che era gocciolata durante la sculacciata.

"Questo è mio adesso." Due dita scivolarono brutalmente nella sua figa.

"E questo è mio." Un altro dito le scivolò nel culo, facendola inarcare e sussultare. "E non li toccherai più a meno che non te lo dica io."

“Sì signore,” Diane annuì e strinse i fianchi, cercando di ottenere di più dalle dita che la stavano stuzzicando. Sorrise mentre guardava il suo corpo reattivo e in controtendenza, impalato sulle sue dita.

"È ora di andare di sopra."

Andy si alzò e la fece girare sopra la sua spalla, facendola strillare. Quando iniziò a salire le scale, le diede un rapido schiaffo in culo ogni due passi.

All'arrivo in camera da letto, Andy la gettò sul letto, facendo rimbalzare dolorosamente il suo culo arrossato e lei guaì. Sorrise e si sdraiò sul letto accanto a lei.

"Qui" con una risatina, "Vorrei vederti fare un po' di lavoro."

Uno sguardo esitante, incertezza, e poi balzò in avanti, ansiosa di continuare le sue esplorazioni in camera da letto. Con la bocca e le dita attraversò il suo corpo, trovando le parti che lo facevano gemere. Appoggiando il suo corpo completamente sopra il suo e allargando le braccia e le gambe, fu divertita nel vedere la differenza di dimensioni tra loro.

Era inebriante vedere le sue piccole mani leggere accarezzare i muscoli del suo corpo scuro, godendosi i capelli crespi che incontrava sul suo petto, gambe e testa. Chinandosi per un bacio, le sue braccia finalmente iniziarono ad avvolgerla, tirando il suo corpo vicino al suo, i suoi seni si appiattirono sul suo petto muscoloso e le sue gambe si allargarono sui suoi fianchi. Tirandosi indietro e posizionando il suo corpo sul suo cazzo, iniziò la lenta discesa. Era molto più difficile infilarsi il cazzo da sola, cercando di costringersi a terra nonostante il dolore che stava ancora incontrando. Mentre infilava la testa nella sua figa dolorante, le mani sul suo petto per bilanciare, le sue mani erano dietro la sua testa, guardandola con un'espressione confusa sul suo viso. C'era la netta sensazione che stesse ottenendo molto divertimento dalle sue smorfie e dai continui sforzi.

Dopo aver lavorato per i primi pochi centimetri, non è stato così difficile, e ha iniziato a far scivolare lentamente il suo corpo su e giù per il suo cazzo, stuzzicandosi con l'asta dura. Gli occhi pieni di piacere sbatterono le palpebre verso l'uomo che la stava guardando cavalcare il suo palo, l'espressione sul suo viso rendeva quasi possibile credere che fosse un osservatore esterno, che guardava lei stessa il piacere piuttosto che partecipare all'atto. E in un certo senso, lui non stava partecipando, era quasi come se si stesse masturbando, era solo che il suo cazzo era attaccato a un uomo. Il pensiero la rese ancora più bagnata e iniziò a scivolare più velocemente, gemendo mentre impastava i muscoli del torace con le mani, sempre più velocemente scivolò e iniziò ad aggiungere un piccolo movimento di sfregamento ogni volta che toccava il fondo, strofinando il clitoride contro il suo inguine.

Cavalcando su e giù, spinse dentro e fuori di sé il grosso strumento, dimenticandosi di se stessa, iniziò a strofinarsi e accarezzarsi il seno, pizzicandosi i capezzoli. Con la testa gettata all'indietro, i seni sporgenti e pizzicati, e l'allettante oscillazione dei suoi fianchi mentre lo cavalcava, era uno spettacolo erotico che Andy godeva immensamente. Cavalcando fino all'orgasmo, Diane iniziò a gridare il suo nome.

Mentre il suo orgasmo le faceva flettere la figa e pulsare intorno al suo cazzo, Andy l'afferrò per i fianchi e la girò velocemente sulla schiena, senza mai lasciare la sua figa con spasmi. Quando era supina, ancora gridando e gemendo per il suo completamento, iniziò a pompare i fianchi, trafiggendola ancora e ancora con il suo cazzo, lei urlò il suo piacere mentre il movimento rinnovato la mandava su un'ondata di orgasmo più alta. Le sussurrò il nome tra i capelli mentre tornava a casa per la sua fine, il suo cazzo che le spasmava ancora una volta dentro, la figa che lo massaggiava e lo mungeva, quasi tirando fuori gli schizzi di sperma dal suo corpo.

Quando si tirò fuori da lei, raccolse i loro succhi combinati dalla sua figa con il dito e glielo portò alle labbra. Obbedientemente Diane aprì la bocca e prese l'offerta, ricordando la promessa delle sue parole all'inizio di quella settimana. Il loro sapore era sexy nella sua bocca.

Una volta quella notte, Andy rotolò via e Diane si svegliò con il suo movimento; si rotolò su se stessa, mettendogli un braccio intorno alla vita e rannicchiandosi vicino a lui. Era intimo come la notte prima, quando avevano dormito nella posizione esattamente opposta.

Al mattino, Andy sembrava sapere che era troppo dolorante per continuare qualsiasi attività che coinvolgesse l'inserimento. Invece, dopo colazione, l'ha gentilmente adagiata sul tavolo della cucina e ha cominciato a leccarla e accarezzarla, e alla fine ha cominciato a mangiarla fuori. Non era una sorpresa, comunque per lei, che fosse l'uomo più abile che le avesse mai messo la testa tra le gambe. Andy si divertiva a darle piacere con la sua lingua, guardandola inarcarsi e tremare al tocco della sua lingua. La sua lingua morbida sembrava lenire tutto il dolore che era stato accumulato e sopportato durante il fine settimana. Quando finalmente è arrivata, è stato dolcemente e meraviglioso per tutto questo.

In seguito, l'ha rimandata a casa, ricordandole che non doveva toccarsi a meno che non glielo avesse ordinato così... non importava. Immergendosi nella vasca da bagno quella notte si rese conto che era troppo dolorante per pensare di farlo da sola. Anche se il pensiero di lui che glielo faceva la faceva bagnare un po'.

Quella notte andò a letto contenta anche se era sola, e si chiese cosa le avrebbe portato la prossima settimana.

capitolo 4

Lunedì mattina, il saluto di Andy includeva una carezza al seno molto dolorante di Diane, le sorrise quando lei trasalì ma non si lamentò.

"Vieni a trovarmi nel mio ufficio tra pochi minuti." Lei annuì, finì quello che stava facendo ed entrò.

Più sorridendo alla sua ovvia trepidazione, "Non preoccuparti ragazzina, sapevo che non avresti combinato niente di troppo forte oggi, voglio solo iniziare a preparare qualcosa per questo fine settimana". Il suo sorriso divenne un sorriso. "Vieni a chinarti sulla scrivania."

Apparentemente la scrivania vuota a cui era stata legata la scorsa settimana sarebbe stata un appuntamento fisso nel suo ufficio, Diane si chinò con cautela, lasciando il culo in alto in aria. Abilmente, mani esperte le hanno sollevato la gonna, un plug anale lubrificato è stato lentamente spinto in posizione. Faceva male, ma siccome il suo culo non era dolorante come il resto di lei, le cose sicuramente non erano così male come avrebbero potuto essere... e dopo aver riflettuto per un momento sulle cose, ha deciso che la preparazione prima di questo fine settimana non sarebbe andata così male non essere affatto male. Infilare il suo cazzo nella sua figa era stato piuttosto difficile in sé e per sé, cercare di infilarlo nel suo buco molto più piccolo senza che nulla lo portasse non era un pensiero attraente. Una volta che il plug anale è stato posizionato saldamente, è stata licenziata dal suo ufficio per tornare al lavoro.

Tuttavia, oggi il lavoro non è stato proprio facile. Tutto la distraeva, il dolore nei suoi muscoli, la pienezza (e il disagio di sedersi sul plug anale) nel suo culo, i continui sguardi d'intesa che riceveva da Juan, o le occasionali incursioni di Andy dentro e fuori il suo ufficio. Martedì è passato più o meno allo stesso modo, in entrambi i giorni ha lavorato molto meno di quanto normalmente facesse. Alla fine della giornata di martedì, Andy l'ha avvertita che aveva bisogno di rimettere insieme la sua performance, e l'ha presa in ginocchio per 10 sculacciate di avvertimento e le ha detto che la prossima volta sarebbero state 20.

Mercoledì mattina è arrivata determinata a fare di meglio... tuttavia, insieme al plug anale, Andy ha anche infilato un dildo nella sua figa durante quello che era diventato quasi un rituale mattutino. Apparentemente, non le avrebbe reso facile riportare la sua performance... dopo diversi giorni di quasi assenza di attività sessuale si sentiva molto eccitata, e per niente dolorante. Tuttavia, era determinata a non dargli una scusa per sculacciarla alla fine della giornata. Nonostante le distrazioni, ha lavorato molto meglio per tutta la mattina. Dopo l'ora di pranzo, Diane era fiduciosa nelle sue capacità di compensare il lavoro che non aveva svolto nei due giorni precedenti. Sfortunatamente, non sapeva che Andy stava pianificando un weekend più difficile per lei. Il lavoro che le aveva dato per la settimana non era poi così importante (non che lei ne fosse consapevole) perché voleva che restasse indietro. Lo scorso fine settimana era stato un'introduzione al piacere, questo fine settimana sarebbe stato un'introduzione in più alle punizioni che poteva aspettarsi ogni volta che non riusciva a soddisfare gli standard. Era diventato piuttosto affezionato a lei, ma se voleva davvero avere una relazione con lui, entrambi avevano bisogno di sapere fino a che punto potevano andare insieme.

Circa 15 minuti dopo pranzo, Diane stava lavorando più duramente del solito, determinata a recuperare il ritardo, quando il dildo nella sua figa si è animato. Sobbalzò alle vibrazioni inaspettate e poi si morse il labbro per il piacere. Circa cinque minuti dopo il dildo si fermò bruscamente e si rese conto che era rimasta seduta lì, senza fare nulla mentre ronzava. Le venne in mente che questo era uno stratagemma di Andy per vedere che non aveva finito tutto il suo lavoro alla fine della giornata. Furiosa, ha ricominciato a lavorare e quando la spina nel suo culo ha iniziato a ronzare 10 minuti dopo ha cercato di risolverlo. Quando si è spento di nuovo, ha dovuto rifare molto del lavoro che aveva appena cercato di fare. Digrignando i denti lavorò per tutto il pomeriggio e per il ronzio.

Solo un'altra volta si è distratta... circa un'ora prima della fine della giornata, Juan è entrato nella stanza principale e ha iniziato a lavorare su qualcosa alla sua scrivania. Non era poi così insolito, anche se lui era lì solo una volta ogni due settimane. Un paio di minuti dopo che si è seduto per lavorare sia il culo che la figa hanno iniziato a ronzare, ma era su una vibrazione molto più bassa che era stato tutto il giorno. Non sarebbe stato così fastidioso se non per il fatto che ora era preoccupata che Juan si accorgesse che stava succedendo qualcosa. Ogni paio di minuti le vibrazioni aumentavano a un livello più alto, facendola oscillare sul sedile. Juan la stava guardando con la coda dell'occhio, lei si morse il labbro e smise di dimenarsi. Pochi minuti dopo è stato un breve lamento che lo ha indotto a guardarla, quando le vibrazioni hanno finalmente raggiunto il loro livello più alto, ha smesso anche di notare che stava guardando, e si è aggrappata al sedile e ha stretto i denti per mantenere il livello di rumore basso mentre lei veniva.

Ansimò mentre tornava con i piedi per terra e gemette di nuovo quando si rese conto che le restavano solo 15 minuti per finire il suo lavoro. Per fortuna, non sono arrivate più interruzioni. La quantità di lavoro svolto è stata superiore a quella dei giorni precedenti, ma non così buona come avrebbe dovuto essere. Sospirando rassegnata, entrò nell'ufficio di Andy. Anche se aveva progettato il motivo per cui non aveva portato a termine tutto il suo lavoro, era sicura che non gli sarebbe piaciuto sentirlo come una scusa. Venti sculacciate quel giorno, con l'avvertimento che se non fosse migliorata, non solo ne avrebbe trenta domani, ma avrebbe dovuto finire tutto il lavoro venerdì, altrimenti questo fine settimana le sarebbe servito da esempio del perché aveva bisogno di portare a termine il suo lavoro prontamente.

Mentre usciva dalla porta le ricordò anche che non doveva giocare con se stessa. Quella notte fu pura tortura. Finalmente completamente guarita dall'ultimo fine settimana, moriva dalla voglia di toccarsi. Invece ha fatto una doccia fredda e ha guardato una Schindler's List. Ha sicuramente ucciso il suo desiderio sessuale per la notte.

Giovedì è stata più tortura. C'erano solo lei e Andy in ufficio, il che significava molto meno imbarazzo per essere osservata da Juan, ma significava anche che desiderava ancora più attenzioni da Andy. Soprattutto perché Andy aveva aggiunto qualcosa di nuovo oggi, invece di infilarle il plug anale e il dildo, l'aveva spogliata completamente e l'aveva legata intorno a una morbida corda di seta, con dei nodi che le scendevano dritti sulla schiena e sul davanti e diversi che le circondavano il corpo . Uno intorno al collo, uno sopra e sotto il seno e uno sui fianchi. L'estremità della corda è passata attraverso le labbra della sua figa e le guance del culo, annodata sopra il suo clitoride e premendola saldamente. I suoi vestiti erano di nuovo addosso, ma era acutamente consapevole di ciò che si nascondeva sotto. Tutto il giorno, ogni volta che si sedeva o si muoveva, c'era una forte pressione sul suo clitoride a causa del nodo, che la strofinava... non importava se uno dei vibratori si spegneva, era già distratta.

Tre orgasmi quel giorno. Tre orgasmi, trenta sculacciate e l'annuncio che venerdì sera sarebbe stata punita per la sua scarsa prestazione... ovviamente aveva ancora l'opportunità di rendere piacevole il sabato se avesse finito il suo lavoro domani. Giusto, ha stretto i denti, la grande opportunità. Non solo Juan avrebbe lavorato l'indomani, ma era sicura che Andy avrebbe trovato qualche motivo per cui Juan rimanesse in ufficio. E anche se di certo non riusciva a pensare a nient'altro che Andy avrebbe potuto mettere sul suo corpo per distrarla, non c'era motivo per sentirsi sicuri che non sarebbe stato in grado di pensare a niente da farle.

Quella notte pensò di giocare con se stessa, ma non era del tutto sicura che \Andy non sarebbe stato in grado di dirlo in qualche modo. Ricordarsi costantemente che gli orgasmi che aveva avuto giocando con se stessa avevano solo peggiorato le cose l'aveva aiutata un po'. Chiedendosi che tipo di punizione avesse in mente per questo fine settimana non l'ha fatto. Per distogliere la mente dalle cose iniziò a toccarsi il culo con le sue stesse dita, chiedendosi come avrebbe fatto a infilare qualcosa di grosso come il suo cazzo in quel piccolo foro, anche se si era adattata ai butt plug, lui aveva tenuto tutto di loro erano più sottili alla base del suo uccello, e non erano così lunghi.

Tuttavia, tre delle sue dita si adattavano facilmente, il che era incoraggiante. Forse non farebbe così male...

Ha finito per passare metà della notte a guardare siti porno online. Guardare le ragazze che spingono dildo di dimensioni incredibili e "cazzi mostruosi" su per il culo significava che probabilmente avrebbe dovuto essere in grado di prendere il cazzo di Andy nel suo. Dopotutto, era grande, ma non era così grande rispetto a quello che stava guardando in quel momento, poteva far male, ma almeno sapeva che non stava provando qualcosa di impossibile. Poi sono arrivati i siti di bondage e BDSM. C'erano sicuramente cose che non aveva mai considerato, anche se ha visto alcune foto del tipo di bondage con la corda in cui Andy l'aveva messa. Apparentemente proveniva dal Giappone. Le file e le file di giocattoli che ha trovato in vendita l'hanno resa un po' nervosa, sia per venerdì che per il prossimo fine settimana. Chissà che tipo di stock aveva Andy, solo i giocattoli che aveva già conosciuto facevano vergognare la sua collezione: tutto ciò che aveva era un dildo, un vibratore e degli oli da massaggio.

Alle 2 del mattino si è resa conto che aveva bisogno di dormire, soprattutto se voleva recuperare il lavoro perso. Essere a letto non aiutava necessariamente, però, si rigirava e si rigirava per almeno un'ora. L'immaginazione potrebbe essere una cosa così pericolosa.

Venerdì è stata una tortura. Juan era in ufficio e ha colto molte opportunità per guardarla e sorridere. Andy aveva preso la sua giacca la mattina, e tutto ciò che aveva erano le sue camicette molto trasparenti (e sfortunatamente una delle sue più strette), sotto le quali c'era la corda, legata allo stesso modo. La corda almeno non era chiaramente visibile, ma Andy si era anche tolta il reggiseno e aveva attaccato due mollette per capezzoli, il che significava che i suoi capezzoli stavano spuntando. Le disse che doveva girare a turno per accenderli o spegnerli ogni 20 minuti per non ferirsi, ma non le era permesso andare in bagno per farlo. Invece, ogni venti minuti Juan aveva una visuale libera di lei che si infilava la camicetta per agganciarsi o sganciare i capezzoli. Le pinze non erano affatto strette, solo una pressione costante, ma nel pomeriggio significava anche che si massaggiava i seni ogni volta che se li toglieva, perché anche con la leggera pressione i suoi capezzoli stavano diventando doloranti. Digrignando i denti, sperava che Juan si godesse lo spettacolo.

Sorprendentemente, Andy non aveva acceso i vibratori troppo spesso. Forse era solo impegnato. O forse sapeva che non ne aveva davvero bisogno, lei doveva perdere tempo a spostare le pinze, oltre al fatto che i suoi capezzoli diventavano sempre più fastidiosi ogni minuto. Nel pomeriggio, questo è cambiato un po'. I vibratori si sono accesi per un paio di periodi di tempo molto lunghi, ma con impostazioni molto basse. Sempre abbastanza da poter almeno nascondere la sua eccitazione a Juan, anche se la distraeva mentalmente.

Alle quattro la situazione era disperata. Mancava solo un'ora e non c'era modo che finisse in tempo. I vibratori erano stati accesi per 45 minuti e stava iniziando a sudare per il suo bisogno di liberazione.

Andy entrò nella stanza, girò intorno alla sua scrivania e iniziò a guardare il lavoro che era stato fatto e il lavoro che doveva ancora essere fatto. Sorriso lento al suo viso implorante.

"Non puoi finire questo in tempo", ha affermato. Lei scosse la testa. "Allora questo fine settimana, dovrai essere punito". Sguardo sorpreso ad Andy, sorpreso dal fatto che parlasse così liberamente davanti a Juan... che a quanto pare non vedeva niente fuori dall'ordinario. Li guardava con un viso quasi inespressivo. Diane guardò Andy , sconvolta. Andy la guardò severamente.

"Inginocchiati. Sei ovviamente imbarazzato per la presenza di Juan, quindi la tua punizione può iniziare ora."

Lentamente, mortificata dall'umiliazione, si inginocchiò. Le legò i polsi intorno alla schiena, sbottonandole la camicia e spingendola via dalle sue spalle in modo che fosse in topless, i suoi capezzoli duri e arrossati per aver avuto le pinze addosso tutto il giorno. Diane chiuse gli occhi davanti allo sguardo caldo di Juan.

"Apri gli occhi." La supplica li riempiva mentre fissava Andy. Si era aperto i pantaloni e il suo cazzo semiduro era di fronte a lei. Dimissioni... e sottomissione. Diane aprì la bocca e inghiottì il suo cazzo, succhiandolo lentamente, stuzzicandolo con la lingua mentre cresceva. Sentendo gli occhi di Juan osservano ogni sua mossa. Le venne in mente che non doveva fare ciò che Andy le stava dicendo... ma voleva farlo. Seguire i suoi ordini anche quando ha spinto i suoi limiti l'ha eccitata. Gli occhi di Juan su di loro iniziarono a sembrare un po' sexy, sperava che si stesse godendo lo spettacolo. Mentre il cazzo di Andy le riempiva la bocca, lui iniziò a muoversi avanti e indietro, le mani che le lasciavano abilmente i capelli in modo che le sue dita potessero impigliarsi nei suoi riccioli. Tutto si stava muovendo molto più velocemente di quanto fosse abituata, lui stava già iniziando a pompare dentro e fuori dalla sua gola.

"Inizierò il nostro fine settimana adesso." Pompaggio. "Vedi, avevo sempre ragazze dentro e fuori dall'ufficio. Mogli o fidanzate di amici e loro conoscenti che avevano bisogno di un po' di disciplina. Hai notato le donne che venivano qui dentro... visto che hai dimostrato di sii così disposto a sostituirli per me, non li ho avuti in arrivo. Sei stata una brava ragazza, tranne per questa settimana, ma c'è da aspettarselo. Ho solo alcune domande a cui devi rispondere. "

Grandi occhi lo fissavano, pieni delle sue stesse domande, la lingua che sbatteva contro il suo cazzo.

"Vuoi continuare a sostituirli? Continuare come abbiamo iniziato?" Annuendo frenetico, anche se avrebbe gridato di sì se la sua bocca non fosse stata piena. Non c'era niente che lei volesse di più. Tutto quello che aveva passato con lui era stato più meraviglioso di quanto avrebbe mai pensato, e riempì qualcosa in lei che era sempre stato vuoto. Una parte dei suoi desideri che lui aveva toccato e soddisfatto. In qualche modo ne aveva bisogno, tutto quello che lui poteva darle.

Le sorrise, la sua voce quasi un ronzio. "Sono così felice di sentire quella bambina."

L'ultimo tuffo in gola, tenendo la testa stretta contro il suo inguine mentre versava il suo carico. Deglutendo avidamente, si rese nuovamente conto dello sguardo intenso di Juan. La metteva a disagio, ma dopotutto aveva appena accettato di fare tutto ciò che Andy voleva, e apparentemente voleva che Juan fosse in grado di guardare. La presa sulla sua testa diminuì e lei pianse delicatamente con la lingua il cazzo ammorbidente nella sua bocca.

Juan fece un cenno ad Andy e lasciò la stanza, probabilmente per masturbarsi. Diane si sentiva incredibilmente imbarazzata e tuttavia eccitata come prima. Ma Andy sembrava estremamente soddisfatto di lei e questo la faceva sentire molto meglio.

Ciò non ha diminuito la sua punizione però. Scesero alla sua macchina, lei com'era: capelli sciolti, camicetta intorno alla vita e ai polsi, seni che pendevano liberi su entrambi i lati della corda del bondage e polsi legati insieme dietro la schiena.
Sulla via del ritorno passarono davanti a un 18 ruote e Andy rallentò la sua velocità in modo che il camionista potesse dare una buona occhiata al suo stato esposto. Arrossì e tenne la testa bassa - finché

Andy non accese entrambi i suoi vibratori a tutto volume, facendola raggiungere l'orgasmo dopo una giornata di presa in giro. Il camionista ha avuto una bella mostra dei suoi spasmi e ansimante sul sedile fino a quando il suo orgasmo si è calmato. Mentre si allontanavano, con apprezzamento tirò il clacson.

Capitolo 5

Diane era legata a un cavallo nel seminterrato di Andy, sudato. Completamente nudo, il cavallo era abbastanza largo da sostenere tutto il suo peso e abbastanza lungo da potervi appoggiare la testa; proprio all'altezza dell'anca di Andy, il suo inguine era sull'orlo dell'estremità. Entrambe le gambe e le mani erano legate ad esso ei suoi seni si sentivano schiacciati, ma almeno si era tolto la corda del bondage. Andy l'aveva lasciata un po' di tempo prima, ma c'era molto da guardare per lei. Prima di lasciarla laggiù le aveva detto di dare un'occhiata in giro finché poteva, poiché in seguito probabilmente avrebbe avuto la sua attenzione su altre cose. Sulle pareti c'erano fruste e pagaie, frustini, stuzzichini e pezzi di corda. C'erano scaffali con vari dildo, sonde, plug anale e altri oggetti che poteva vedere erano lì ma non riusciva a capire cosa fossero. Oltre al cavallo a cui era legata, c'era anche una grande struttura di legno, un gancio nel soffitto con una catena che pendeva da esso, una specie di imbracatura o altalena e un'altra struttura. Era all'incirca della stessa altezza e lunghezza del cavallo su cui era montata, ma era molto più sottile e la parte superiore era simile a un triangolo, ma liscia e arrotondata invece che appuntita. Non aveva idea di cosa fosse, e si chiese se forse non avesse niente a che fare con lei. Anche se sembrava improbabile visto che quasi tutto il resto nella stanza era ovviamente per lei.

Si contorse a disagio, chiedendosi quanto tempo sarebbe passato prima che Andy tornasse. Almeno l'avrebbe lasciata andare in bagno prima di legarla, ma più tempo la lasciava a pensare, più immaginava cosa avrebbe potuto farle. E più si arrapava. Anche se è diventata anche più nervosa e ansiosa. Aveva tirato fuori i dildo, ma in realtà questo la faceva sentire vuota, e in qualche modo più a disagio perché si era abituata così tanto alla sensazione di essere piena. La sua bocca era però piena. Un nuovo tipo di bavaglio le era stato messo in bocca, aveva la forma di un piccolo pene ed era lungo circa 3 pollici, che copriva la lingua ma non si avvicinava alla parte posteriore della gola.

I pensieri le giravano per la testa. Quando erano tornati a casa per la prima volta, Andy le aveva fatto compilare un foglio che aveva in cui elencava le attività erotiche e le aveva chiesto di indicare cosa le interessava, cosa non aveva mai fatto e cosa non era assolutamente disposta a fare. Fortunatamente, aveva scoperto che nemmeno lui aveva gusto per certi atti devianti, e alcune cose dovevano essere usate solo per punire (non molto consolante quando sapeva che questo fine settimana sarebbe stato principalmente il pagamento per le sue trasgressioni durante la settimana .). Tuttavia, la lista le aveva riservato alcune sorprese ed era curiosa di vedere come sarebbe stato implementato il tutto. Non era anche sicura del suo coraggio nel dire di sì a cose come essere frustata e tagliata, ora che aveva il tempo di contemplare gli strumenti reali. Ma non aveva voluto che lui fosse deluso da lei, quindi aveva detto di sì a tutto ciò che pensava di poter almeno gestire, anche se non necessariamente le sarebbe piaciuto.

Alla fine (in realtà erano solo circa 20 minuti, ma a Diane sembrò almeno un'ora) Andy tornò, indossando nient'altro che una vestaglia di seta nera che gli scendeva fino alle ginocchia, ondeggiandogli attorno mentre camminava. Diane mormorò il suo piacere nel vederlo, ma perse rapidamente la sua sensazione di felicità mentre lui la guardava e poi si allungò per prendere una pagaia dal muro.

"Oggi, non hai recuperato il tuo lavoro. Per tutta la settimana hai lavorato a un ritmo molto più basso del necessario. Come promesso, ti punirò per questo. Se sei una brava ragazza e subisci la tua punizione, allora sarai ricompensato".

Diane giurò a se stessa che sarebbe stata brava... qualunque cosa ciò comportasse. Non solo per il regalo promesso, ma anche perché non voleva che lui decidesse che forse non valeva la pena averla intorno. Deluderlo sarebbe stato terribile.

COLPO!

La pagaia le colpì il culo. COLPO! COLPO! COLPO! Sussultò mentre copriva l'intera area delle natiche. Faceva più male di quanto avesse pensato, ma sentiva che stava sopportando coraggiosamente. Probabilmente una sculacciata alla fine di ogni giornata di lavoro aveva aiutato. Dopo 35 colpi con la pagaia aveva iniziato a urlare dietro il suo bavaglio, anche se il pestaggio veniva distribuito su tutto il suo culo, ogni colpo stava davvero iniziando a fare furbo. Quando raggiunse la fine - 50 - sembrava che il suo culo fosse in fiamme e c'erano lacrime che le rigavano il viso. Una mano liscia le accarezzò il culo ardente.

"Era molto brava ragazzina", mormorò mentre le accarezzava il culo con una mano gentile. "Dovresti vedere il colore del tuo culo, un bel rosso ciliegia." Un dito scivolò giù per mescolare i suoi succhi di figa e si rese conto che la dura sculacciata l'aveva resa molto bagnata.

Mentre le sue dita iniziavano a violare la sua figa, l'altra mano iniziò ad accarezzare e toccare leggermente il suo culo arrossato, la combinazione di dolore e piacere la fece sussultare, sussultare e gemere. Poi si è irrigidita quando le dita nella sua figa hanno iniziato a trasferire alcuni dei suoi succhi di figa nel culo, accarezzandolo con l'umidità. Altre risate al suo disagio.

"Se fossi in te, proverei a rilassarmi un po'. Ti ho detto cosa faremo questo fine settimana e questo non è cambiato solo perché sei stato punito". Il suo corpo tremava e il suo ano si stringeva e si apriva mentre spingeva lentamente un grosso dito nel suo territorio vergine. Mentre pompava il dito dentro e fuori dal suo culo, la sua figa perdeva sempre di più e lei benediceva i plug anali che aveva indossato per tutta la settimana , anche se rispetto a quelle sugli scaffali, quelle che aveva usato su di lei non erano state particolarmente grandi. Due dita, entrambe ricoperte dai suoi succhi, spinsero il suo buco più piccolo, girandosi e girandosi dentro di lei; lei ebbe uno spasmo loro, e si dimenò, cercando di alleviare la pressione sul suo buco del culo. L'allungamento era così bello, la leggera bruciatura si aggiungeva alla sensazione erotica. Poi lui tirò fuori entrambi e lei poté sentire l'accappatoio scivolare sul pavimento accanto a loro, sentirlo muovendosi dietro di lei; si irrigidì mentre prevedeva l'assalto alla sua seconda buca.

Invece, ha spinto rapidamente nella sua figa, sentendo la sua tensione pulsare attorno al suo cazzo per l'inaspettata invasione. Lui accarezzò dentro e fuori, tenendo una mano sul lubrificante che aveva tirato fuori dalla tasca della vestaglia prima di togliersi l'accappatoio, mentre la sua figa bagnata afferrò il suo cazzo che spingeva, allargò il lubrificante sulle sue dita e le spinse di nuovo dentro di lei culo stretto. Diane rabbrividì e gemette, girandosi contro di lui, ancora spaventata di perdere la sua verginità anale ma godendosi la sensazione che lui fosse dentro di lei.

Poi si è tirato fuori dalla figa e ha sparso più lubrificante su tutta la lunghezza del suo cazzo, mescolandosi con i succhi di figa. Con le mani sui suoi fianchi per tenerla, allineò l'ampia testa del suo uccello contro il suo buco increspato e iniziò la lenta spinta in avanti, spingendosi a malapena dentro e poi allontanandosi, prima di spingersi di nuovo in avanti, leggermente di più questa volta. Poteva sentire il suo culo aprirsi e chiudersi, poi fu come una lunga spinta, e il suo culo bruciava quando la testa spuntava dentro, il suo anello stretto che si chiudeva attorno ad esso. Inarcando la schiena e mordendosi forte il pene di gomma in bocca, cercò di affrontare il dolore.

Le faceva più male di quanto pensasse, dopo tutto lo stiramento delle sue dita e dei plug anale... si sentiva allargata e più piena che mai, e lui aveva solo la testa dentro. Lo tenne fermo, lasciando che il suo culo si increspa e si stringe, massaggiando la testa del suo cazzo mentre si adattava all'intruso. Lentamente, in modo agonizzante, iniziò a segare il suo cazzo avanti e indietro, spingendo ogni volta un altro centimetro dentro, anche se lei iniziava ad abituarsi alla circonferenza, la nuova lunghezza che la riempiva l'avrebbe fatta dimenare e strillare ogni volta. Il disagio bruciava, ma la sensazione completa del suo culo le faceva bagnare la figa e le sue viscere si sentivano calde e frizzanti. Farlo prendere la sua ultima frontiera era incredibilmente intimo ed eccitante, e non poteva negare che il dolore l'avesse eccitata di più. Alla fine, i suoi fianchi erano contro il suo culo, lei ansimava per il respiro dietro il bavaglio, sentendosi imbottita ed eccessivamente piena.

Improvvisamente Andy appoggiò tutto il suo peso su di lei, spingendo il suo cazzo ancora di più nel suo culo e facendola respirare senza fiato. Sfregò leggermente il suo corpo contro il suo, facendola sussultare mentre strofinava la carne arrossata del culo e il suo cazzo rimbalzava contro le sue viscere.

Il suo culo si strinse e si rilassò attorno al suo cazzo, spasmodicamente, l'aggiunta del suo peso su di lei rendeva le sensazioni ancora più pronunciate. Godendo nella stretta del suo culo, alla fine si sollevò da lei, per iniziare il costante saccheggio del suo buco formalmente vergine. Per Diane, è stato tutto nuovo dolore ed estasi quando ha iniziato a muoversi avanti e indietro nel suo culo, il calore e l'attrito le hanno fatto bruciare le viscere per il disagio e il calore.

Tutto sembrava durare un'eternità, il pompaggio costante nel suo culo, accentuato dal piacevole increspatura nella sua figa... La testa di Diane era piena di immagini di come doveva essere il suo cazzo, spinto in quel buco incredibilmente piccolo, aprendolo spietatamente e usarlo per piacere. Inarcò la schiena e strinse i muscoli del culo, cercando di stringersi per dargli più piacere, e fu ricompensata da un sussulto e da un tremito da parte sua. Le faceva anche male, però, e non poteva tenerlo così a lungo, ma ogni paio di minuti si stringeva di nuovo, e sentiva la sua asta spingerle il percorso infuocato lungo il culo, facendola contorcere sul suo palo.

Giaceva sottomessa davanti a lui, il suo culo accettava le lunghe spinte del suo cazzo e lo afferrava ancora e ancora mentre lui si tuffava a casa. Quando i suoi movimenti sono diventati più forti, le sue palle hanno iniziato a schiaffeggiarsi contro la sua figa divaricata, rimbalzando sul suo clitoride. Diane rabbrividì e si spinse indietro, ignorando i crampi mentre lui iniziava a spingere con più forza, rispondendo ai movimenti del suo corpo. La sua mano scivolò in basso tra le sue gambe per strofinare contro la sua carne bagnata e desiderosa, le sue dita girarono intorno al suo bocciolo, e lei gridò il suo orgasmo mentre lui strofinava con decisione sulla protuberanza sensibile, il culo che si stringeva mentre si scremava. Andy spinse forte dentro di lei e appoggiò di nuovo il suo peso su di lei. Il suo cazzo si sentiva enorme dentro di lei, più lungo e più largo, e lei si strinse forte per la sorpresa dell'improvvisa spinta, il suo corpo convulso dall'estasi, il suo culo pieno e il clitoride gonfio che si univano per mandarla in piena realizzazione. Il suo cazzo esplose nelle sue viscere, pulsando e spingendo, lei poteva davvero sentire ogni getto di sperma che si riversava nel suo buco del culo deflorato, calmando il calore con la sua umidità.

Quando fino all'ultima goccia era stata depositata nel suo culo, Andy ha lasciato che il suo cazzo si ammorbidisse fino a quando finalmente si è tirato su e ha lasciato delicatamente il suo cazzo scivolare dal suo buco devastato.

"Così ragazzina", le chiese mentre la liberava dalla schiavitù. "Ti piace essere preso in culo?"

«Sì, signore», disse Diane con voce roca. Il suo culo pulsava mentre si alzava e lo sperma le gocciolava lungo la coscia.

La portò di sopra in bagno, lasciando che si prendesse cura di se stessa mentre lui andava in un'altra stanza e si lavava via. Si divertiva molto a sue spese quando doveva sedersi per mangiare, le sue sedie non erano eccessivamente imbottite.

Per dessert, gli fece un pompino, lungo e lento, cercando di essere il più seducente possibile. La guardò severamente dopo e le disse che, poiché era stata una ragazza così cattiva per tutta la settimana, sarebbe stata punita anche domani, non importa quanto fosse carina o seducente prima di allora. Quella notte le legò le braccia sopra la testa - per impedirle di giocare con se stessa durante la notte, disse - e giocò pigramente con i suoi seni, facendola diventare tutta calda e gonfia, prima di addormentarsi, una mano che le copriva ancora il petto. Diane è rimasta sveglia per molto più tempo dopo che si è addormentata, cercando di strofinare le gambe insieme senza muoversi abbastanza per svegliarlo. Alla fine, esausta, si addormentò senza raggiungere l'orgasmo. Ovviamente questo faceva parte della sua punizione.

Sabato mattina Diane si è svegliata con Andy che si è arrampicato su di lei, allargandole le gambe con le mani. Sussultò e si allungò per toccarlo... solo per essere trattenuta dai morbidi polsini dei suoi polsi che erano attaccati alla sua testiera. Le attività di ieri avevano messo a dura prova il suo corpo e non l'aveva nemmeno sentito manipolare il suo corpo in posizione. Gemendo, lei sussultò quando il suo cazzo premette contro il suo culo dolorante, gonfio per la deflorazione di ieri.

Mettendo la sua mano tra le sue gambe, strofinò il suo cazzo su e giù per la sua fessura, l'attrito la fece bagnare lentamente. Prima che fosse davvero pronta lui stava spingendo il suo duro legno mattutino dentro di lei e lei sussultò e allargò ulteriormente le gambe, sforzandosi mentre il suo enorme cazzo la allungava. Con il minimo indispensabile di lubrificazione, tutto sembrava molto più intenso, il dolore nelle pareti della sua figa mentre si aprivano davanti a lui, la profondità a cui il suo cazzo si tuffava dentro di lei e il peso di lui sopra di lei.

A malapena sveglia ma rapidamente tornando indietro, Diane rabbrividì e piagnucolò mentre Andy la riempiva del risveglio più erotico che avesse mai ricevuto. Le sue mani tirarono la cintura mentre lui faceva scorrere le mani lungo il suo corpo e su fino ai suoi seni, stringendo i morbidi cumuli con fervore mentre i suoi fianchi iniziavano a dondolarsi avanti e indietro. Piantando saldamente i piedi sul letto, Diane ha usato la leva per rialzarsi verso di lui, la sua figa desiderosa lo risucchiava dentro. Anche se le sue chiappe e l'interno del culo erano ancora doloranti dalla notte scorsa, la sua figa era in paradiso quando è diventata sempre più umido intorno all'asta di penetrazione.

Morbide grida di piacere scesero dalle sue labbra mentre Andy le baciava il collo, succhiando forte e lasciando il succhiotto sulla sua pelle cremosa. Le sue mani si protesero per palpeggiarle il culo dolorante, le dita che affondavano nelle sue guance. Il dolore dolorante le riscaldò la parte inferiore del corpo mentre lui si tuffava sempre più in profondità, spaccandola mentre lei si spingeva di nuovo su di lui, incontrandolo colpo dopo colpo.

"Oh... oh..." gridò mentre i denti di Andy le mordicchiavano la clavicola. "Oh Andy... Oh Andy sto per venire!"

In risposta Andy sollevò il culo in modo che solo le spalle, il collo e la testa fossero ancora sul letto, i suoi piedi pendevano su entrambi i lati delle gambe di lui, tuffandosi in lei fino in fondo e premendo forte contro la sua figa aperta, massaggiandola e giù contro di lui. I piani duri del suo corpo e la consistenza ruvida dei peli sul suo inguine hanno creato l'attrito più incredibile, l'intera lunghezza del suo cazzo che rimbalzava su e giù dentro di lei e premeva contro il suo punto g, e Diane urlò mentre il suo orgasmo la mandava salendo ancora più in alto, la stimolazione a tutte le sue parti più sensibili trascinava il suo piacere a un livello di estasi che era quasi doloroso.

Mentre si stringeva e si contraeva intorno a lui, il corpo che lottava per conquistarsi contro di lui e i seni che rimbalzavano sul petto mentre si dimenava, Andy gemette e diede una spinta breve e forte prima di versare il suo seme dentro di lei. Il gonfiore del suo cazzo e le successive pulsazioni attraverso la spessa asta mentre sprizzava fecero singhiozzare Diane di gratificazione sessuale.

Con cautela la abbassò di schiena sul letto e si chinò per dare un bacio a ciascuno dei suoi capezzoli impertinenti, ancora dentro di lei. Diane lo guardò con occhi soddisfatti dalle palpebre pesanti.

“Buongiorno piccola,” le sorrise, premendo i fianchi verso il basso.

"Molto buongiorno", rispose, ruotando i fianchi in risposta, poi rabbrividendo mentre il movimento le mandava uno spasmo di piacere residuo attraverso di lei, arricciando letteralmente le dita dei piedi.

La lasciò riaddormentarsi, mentre si alzava per fare i "preparativi".

Capitolo 6

Diane e Andy pranzarono, chiacchierando amabilmente. Si sentiva quasi come se vivesse in una specie di zona crepuscolare; erano entrambi nudi in una cucina meravigliosa, lei con un culo e una figa estremamente soddisfatti, e non c'era nulla in nessuno dei due comportamenti che suggerisse che fosse qualcosa di diverso dal normale. Era bello essere così. Si sentiva più completa e felice di quanto non si fosse sentita da quando era una bambina. C'era qualcosa di rinfrescante e meraviglioso nel non avere un vero controllo, non dover pensare, semplicemente seguire gli ordini di qualcun altro. Si sentiva davvero libera per la prima volta nella sua vita.

Dopo pranzo si sentì contenta quando lui le legò i polsi davanti a sé e la prese tra le sue braccia per riportarla nel seminterrato. Andy era abbastanza contento e contento, con la testa di Diane appoggiata fiduciosamente sulla sua spalla, la sua adesione a tutto fino a quel momento questo fine settimana, tutto stava andando proprio come aveva sperato.

"Non metterti troppo comodo," le mormorò all'orecchio, ammirando i succhiotti che le aveva lasciato sul collo quella mattina. "Hai ancora qualche punizione in arrivo per non aver finito il tuo lavoro questa settimana."

Diane gemette, ma non con vera paura o infelicità. Le era piaciuta la sculacciata la scorsa notte, anche se le faceva davvero male quando stava succedendo. Andy ridacchiò, sentendo la mancanza di tensione nel suo corpo. Era andato piano con lei la scorsa notte e non vedeva l'ora di quello che stava per accadere. Sarebbe stato difficile per lei, ma questo era il punto, e lui sapeva che avrebbe reagito anche se in seguito avrebbe avuto bisogno di un po' di tempo per riprendersi.

Le sue punizioni sarebbero culminate sull'alto cavallo triangolare che aveva notato il giorno prima. Andy aveva passato tutta la settimana passata a arrotondare la parte superiore e lisciarla per evitare di ferirla davvero. Neanche a lei sarebbe piaciuto. La mise sopra, una gamba su entrambi i lati, la parte superiore arrotondata allargando le labbra della figa e premendo nella sua fessura. Rapidamente si chinò in avanti in modo da poter mettere la maggior parte del suo peso sulle mani legate, i suoi alluci toccavano appena il pavimento e non poteva mettere nessun peso sui suoi piedi. Andy si fermò per un momento; sarebbe interessante vedere per quanto tempo sarebbe stata in grado di reggersi in piedi, togliendosi la pressione dalla figa. D'altra parte non voleva che cadesse. Decisione. Le alzò le braccia sopra la testa e le legò saldamente alla lunga corda che pendeva dal soffitto. Diane gemette di dolore mentre il posizionamento delle sue braccia costringeva il suo peso corporeo a poggiare esattamente sul legno arrotondato che si adattava a disagio alla sua figa.

Andy si fermò di fronte a lei con aria seria.

“D'ora in poi finirai il tuo lavoro, indipendentemente dalla tua distrazione. E so quanto ti è piaciuta la sculacciata ieri sera, motivo per cui la tua punizione oggi è molto più dura". Lui si avvicinò e le accarezzò il seno, lei si spostò a disagio sul legno, cercando di trovare un modo per alleviare la pressione schiacciata sulla sua figa. Nonostante il disagio, poteva sentirsi bagnarsi.

"Sii una brava ragazza ora, non fare rumore." Diana annuì. La trepidazione la riempì quando si avvicinò al muro e raccolse una piccola frusta di gomma.

Cominciando col schiaffeggiarle leggermente il corpo, la frusta si sentì quasi piacevole mentre i numerosi fili di gomma avvolti attorno al suo corpo pungevano leggermente ma piacevolmente, facendole arrossare la pelle. Gli schiaffi divennero leggermente più duri, avvolgendole lo stomaco, la vita e le tette. Diverse volte ha colpito in modo che le estremità dei fili le frustassero intorno ai seni come se li stesse avvolgendo per schiaffeggiarle i capezzoli. Trattenendo i suoi gemiti, cercò di ridurre al minimo i suoi movimenti mentre il legno premeva contro il suo centro, intensificando le frustate. Aumentando la velocità e l'intensità, Andy iniziò a concentrare molti dei colpi sul suo culo e sui suoi seni, riscaldandoli con la sensazione pungente prodotta dalla frusta.

Dopo che i suoi seni e il suo culo sono diventati di un rosa brillante e c'erano piccoli segni di frusta sullo stomaco e sulla schiena dove aveva colpito l'estremità dei fili della frusta, Andy ha appeso la frusta e ha raccolto un frustino. Diane ansimava e luccicava di sudore, la figa le faceva male anche più del resto del corpo e voleva disperatamente scendere dal bosco.

"Sei stata una brava ragazza, quindi saranno solo 10 successi con il raccolto." sorrise. Nonostante il gemito che emise, non poté fare a meno di ricambiare il sorriso, un brivido l'attraversò quando lui le disse che era stata una brava ragazza. "Puoi fare rumore se necessario."

Era una buona cosa che lui l'avesse lasciato aperto per lei, perché quando il primo colpo è stato collegato al suo culo, ha urlato e sussultato, il che l'ha fatta gemere di dolore mentre la sua figa è stata spinta più forte sul triangolo che si stava schiacciando in esso .

THWACK! Un'altra striscia, disposta a forma di X sulla prima.

THWAK! THWAK! THWAK! Cinque strisce sono state disposte sul suo culo, lasciando contorni arrossati sollevati. Diane singhiozzava e si contorceva, le strisce sul suo culo bruciavano, il dolore palpitante nella sua figa fu respinto per un momento, ma ancora presente.

Poi Andy si spostò davanti a lei.

THWACK! THWACK! THWACK! THWACK!

Le urla esplosero da lei mentre il raccolto si muoveva rapidamente sui suoi seni già arrossati. C'è stato un breve momento in cui Andy le ha permesso di riprendere fiato, e poi THWACK!!!!! Saltò e urlò mentre la parte piatta del raccolto colpiva dritto su entrambi i capezzoli, facendoli arrossare e sporgere per lo shock e il dolore. Sussultò e lottò mentre il salto faceva sollevare leggermente la figa dal legno e poi ricaderci sopra, schiacciando le tenere pieghe delle sue labbra. Contorcendosi, le sue cosce si strinsero attorno al legno, cercando di spingersi indietro.

Un braccio forte la avvolse intorno e la sollevò leggermente e lei sentì alcune lacrime scendere sul suo viso per il sollievo, il pulsare agonizzante nella sua figa diventava ancora più evidente mentre i segni sul seno e sul culo bruciavano. Diane si mosse appena quando Andy slegò le sue mani dalla corda sopra la sua testa mormorando che era una brava ragazza. Il suo corpo scivolò dal cavallo triangolare tra le sue braccia, lasciando dietro di sé una macchia molto bagnata sul legno dove si era riposata la sua figa. Le lacrime colavano dagli occhi chiusi e ogni linea del suo corpo tremava per l'esaurimento. Portandola sulla parte tappezzata del pavimento, Andy la sdraiò e le baciò le labbra mentre iniziava a muovere il suo cazzo nella sua figa.

La pressione bruciante che ha causato nella sua figa già schiacciata ha fatto svegliare un po' Diane, i suoi occhi si sono spalancati e ha cercato di spingere il corpo sopra di lei. Andy si limitò a ridacchiare ai suoi deboli tentativi di rimuoverlo e le afferrò i polsi legati in una delle sue mani, spingendoli sopra la sua testa mentre scivolava a casa. Muovendosi lentamente, con attenzione, affondò ogni centimetro del suo cazzo dentro di lei, appoggiando delicatamente il suo corpo contro le sue labbra contuse. Baciandole le labbra, aspettò finché non la sentì rilassarsi sotto di lui prima di iniziare a pompare dentro e fuori dalla sua figa maltrattata mentre lei gemeva e si contorceva sotto di lui. I suoi movimenti iniziarono a prendere velocità, strofinandosi sul clitoride schiacciato e tirando abilmente sentimenti di piacere fuori dal suo corpo che protestava.

Dolore e piacere le sconvolgevano i nervi, lei si contorceva sotto di lui mentre lui si appoggiava ai colpi, grida gutturali di piacere doloroso echeggiavano nella stanza. Le sue cosce si strinsero, cercando di tenerlo lontano da lei, ma lui era molto più forte di lei e insistette. Le strisce sul suo culo bruciavano mentre veniva premuto sul pavimento, le labbra della figa ferita che protestavano ogni volta che il suo cazzo la riempiva e il suo peso cadeva contro di loro. Eppure ancora la sensazione di calore e bisogno le cresceva tra le gambe. Prima che se ne rendesse conto, Diane stava vivendo uno degli orgasmi più dolorosi della sua vita, la sua figa schiacciata e contusa costretta al suo culmine dall'abile fare l'amore di Andy.

Quando entrambi si erano esauriti ei suoni delle grida di Diane avevano smesso di echeggiare dai muri, Andy si tirò fuori con cautela dalla sua figa e abbassò la testa per baciarla. Piagnucolando anche per questo leggero tocco alle sue regioni inferiori troppo estese e sensibili, era scioccata dal fatto che fosse persino riuscito a darle un orgasmo. Ma si sentì felice quando lui le slegò i polsi e le accarezzò dolcemente i capelli sorridendole con una specie di orgoglio. Quello sguardo la riempì di felicità nonostante il dolore palpitante del suo corpo; era stata una brava ragazza. Sospirando contenta, lei trasalì mentre cercava di unire le gambe, e lui la sollevò dolcemente ancora una volta, una delle sue braccia si alzò per avvolgere il suo collo.

Al piano di sopra Andy ha spalmato un unguento lenitivo sulle strisce rosse causate dal ritaglio, calmando il dolore al seno e al culo. Fecero un lungo bagno insieme, dove lui le insaponò delicatamente il corpo, attento alla sua figa contusa, e le lavò i capelli. Le sue mani erano così meravigliose sulla sua pelle, nonostante fosse stata appena punita, si sentiva come un oggetto meravigliosamente amato, curato e coccolato. Diane fece un pisolino prima di cena, completamente esausta, anche se quel giorno aveva dormito più di qualsiasi altro.

Andy aveva ordinato cibo cinese e mentre mangiavano guardavano un film, che era punteggiato da Andy che occasionalmente giocava con i suoi seni. Sebbene fosse dolorante dappertutto, Diane non poté fare a meno di provare un'eccitazione per i tocchi gentili. Di sua volontà a metà del film si è abbassata e ha fatto un pompino ad Andy, per la prima volta riuscendo a infilare tutto il suo cazzo nella sua bocca e in gola da sola. Si crogiolò nella sensazione di trionfo mentre lo ingoiava intero, ancora e ancora. Le sue dita erano sparse tra i suoi capelli ma totalmente per il suo piacere piuttosto che usarle per aiutarla a scendere sul suo cazzo. Il resto del film, dopo che il pompino è finito, lo ha trascorso tra le sue gambe, la testa appoggiata sulla sua gamba, mentre le sue mani le scorrevano tra i capelli, giocando con i riccioli castani.

Quella notte Andy la accarezzò con la lingua, dolcemente. Succhiandole i capezzoli, sfiorandoli con la lingua e mordicchiandoli dolcemente - quel tanto che bastava per farle inarcare il corpo per un leggero dolore, ma il dolore era piacevole come il resto. Poi la sua bocca si spostò sulla sua figa... non toccò nessuna parte di lei a meno che non fosse con la lingua, allontanando gentilmente i dolori nel suo corpo. Nonostante il leggero disagio da parte sua non poté fare a meno di rispondere con piacere. La sua lingua era beatamente premurosa, rassicurante mentre tremava e sospirava.

I succhi bagnati scorrevano lungo la sua fessura e si crepavano e Andy gli succhiò una delle dita in bocca prima di farla scorrere intorno al bordo del suo buco del culo. Sollevò leggermente i fianchi, godendosi la sensazione del suo dito contro i suoi nervi sensibili, la sua lingua che scivolava bagnata su e giù per la sua fessura, attenta alle sue labbra contuse. Poi il suo dito spinse dentro, riempiendo il suo culo. Era dolorante, ma non così dolorante come la sua figa, ed era meraviglioso averlo dentro di lei. La cura che ha dato al suo corpo maltrattato è stata una svolta in sé e per sé.

Mentre il suo dito pompava avanti e indietro nel suo buco più stretto, la sua lingua accarezzava con cura le sue pieghe tenere, Diane sollevò i fianchi e diede voce appassionata a un orgasmo gentile e appagante. Morbide onde di piacere si diffondevano attraverso di lei, come increspature in uno stagno, lasciandola soddisfatta nel corpo e nel cuore.

La baciò dopo, ignorando la sua espressione sgradevole al sapore della sua figa sulle sue labbra. Era un dolce salato, ma non qualcosa che le piacesse assaporare, ma voleva ricambiare il bacio di Andy. Si addormentarono, il suo corpo esile si raggomitolò tra le sue braccia.

La domenica era un giorno di decadenza. L'ha viziata in modo oltraggioso - chiedendole quali fossero i suoi piatti preferiti e preparandoli, ha ricevuto un massaggio completo del corpo con oli e hanno trascorso un po' di tempo semplicemente sguazzando e giocando nella vasca idromassaggio. Eppure non c'era un solo momento in cui si sentiva come se lui non avesse il controllo, nonostante il fatto che tutto fosse stato fatto per lei.

Intorno al primo pomeriggio iniziò la sua formazione. Ha imparato quattro posizioni diverse, ognuna da assumere quando ha dato l'ordine, qualunque cosa accada.

Uno era il meno esposto. Doveva solo stare in piedi con i piedi divaricati e mettere le mani dietro la testa, spingendo in fuori i seni.

Due significava allargare le gambe e piegarsi per tenerle le caviglie. Il pensiero di doverlo fare con una di quelle gonne corte che normalmente indossava al lavoro la fece arrossire, le sarebbero sicuramente arrivate quasi alla vita in quella posizione. La fece anche sussultare quando la sua figa dolorante si aprì.

Tre riguardavano mettersi in ginocchio, unire le caviglie con le ginocchia divaricate e appoggiarsi all'indietro sui gomiti in modo che la sua figa fosse aperta ed esposta mentre i suoi seni sporgevano oscenamente.

Quattro era il peggiore però. Umiliante, ha dovuto inginocchiarsi, premere il viso sul pavimento e allungare le mani all'indietro per allargare il culo e la figa con le dita, esponendosi completamente. Se indossava una gonna, doveva sollevarla, e Andy insinuava che i pantaloni normalmente non sarebbero stati accettabili, ma se le capitava di indossarli, avrebbero dovuto andarsene. Andy non le ha fatto prendere questa posizione completamente per ora, perché poteva dire quanto fosse ancora dolorante la sua figa per la punizione di ieri. La posizione la faceva sentire vergognosa, sporca e eccitata tutto in una volta, stava aiutando nel suo stesso avvilimento. Esporsi in quel modo, anche solo ad Andy, le faceva arrossire il viso per l'imbarazzo. Non aveva mai dovuto aprirsi così completamente a nessuno.

Ne è valsa la pena perché ovviamente lo ha eccitato. Mentre la accompagnava a casa, le spinse la testa in grembo e lei lo fece saltare in aria finché non raggiunse l'orgasmo nel suo parcheggio. Il fine settimana si è concluso con il sapore di Andy in bocca.

Capitolo 7

Lunedì al lavoro Diane stava facendo del suo meglio per essere produttiva e sembrava che Andy non l'avrebbe distratta troppo. L'aveva fatta venire nel suo ufficio in modo da poterle inserire il plug anale, ma a parte questo era rimasto con le mani in mano e lei gli era stata grata. Il suo corpo era ancora dolorante. La maggior parte delle sue distrazioni provenivano da Juan che continuava a sorriderle... era difficile mantenere la sua mente sul lavoro con lui in ufficio, la sua faccia era arrossata dal ricordare venerdì quando aveva succhiato il cazzo di Andy davanti a lui. Era abbastanza ovvio che ricordava anche lui.

"Penso che Juan abbia completato un po' più di lavoro di te," sorridendole, "penso che meriti una ricompensa per un tale sforzo, vero Diane?" Intorpidita, lei annuì la sua condiscendenza. Non aveva modo di sapere se Juan avesse davvero completato più lavoro di lei, ma non avrebbe nemmeno contestato la valutazione di Andy. La sua voce divenne dura ed esigente, "Posizione due Diane".

Con la faccia rossa, si chinò e le afferrò le caviglie, il culo in aria. Gli uomini si spostarono entrambi dietro di lei per vedere la deliziosa vista delle sue chiappe scoperte. Le mani di qualcuno, lei non sapeva di chi, le corse sul culo e poi si tirò giù le mutandine, quel tanto che basta per esporre l'estremità del tappo nel suo culo e la sua figa bagnata. Entrambi gli uomini hanno fatto commenti ammirati sul suo culo cremoso, le strisce rosa che mostravano la sua pelle color avorio a vantaggio nel mezzo e l'umidità della sua figa. I loro commenti la facevano sentire ancora più imbarazzata, poteva sentire i loro occhi che la osservavano, specialmente quelli di Juan. Quel che era peggio, la stava eccitando, nonostante il fatto che la sua figa fosse ancora dolorante si stava bagnando. Che entrambi hanno notato, ovviamente.

Rimase in posizione, a testa bassa, mentre gli uomini si salutavano. Dopo che Juan se ne fu andato, Andy tornò da lei.

"Brava ragazza," la sua mano le accarezzò i capelli mentre le coprivano il viso in fiamme. Appoggiandosi ai colpi che Andy le stava dando, sospirò e si rilassò. Le mise un dito sotto il mento e la riportò in piedi. "Tornerai a casa con me di nuovo stasera." Lei annuì.

La notte non è andata proprio come si aspettava. Invece di qualsiasi cosa sessuale, parlavano e ridevano e si godevano la reciproca compagnia, anche se cenavano completamente nudi. Diane si rese conto che si stava innamorando di quest'uomo, non solo del suo cazzo e della sua devianza sessuale che la soddisfaceva completamente, ma adorava scoprire le cose che avevano in comune, i lampi di giocosità che occasionalmente aveva il privilegio di vedere.

******

Martedì Diane è entrata al lavoro ed è andata subito nell'ufficio di Andy per farsi inserire il plug anale. Lui invece l'ha spogliata, le sue mani accarezzandole il seno e il culo che erano completamente guariti, ma lei non riusciva a nascondere il suo sussulto quando lui le accarezzava la figa . Le tenere labbra erano ancora ammaccate dal tempo trascorso sul cavallo di legno.

“Va tutto bene,” mormorò, baciandola dolcemente, continuando ad accarezzarle teneramente tra le pieghe con un dito. Diane si fidava di lui, e si rilassò nella sua morbida manipolazione del suo sesso, la sua figa si bagnava mentre lui faceva scorrere il dito avanti e indietro, il suo braccio forte avvolta intorno a lei.

"Piegati sul tavolo", le disse mentre la lasciava. Ora impaziente, e anche un po' spaventata perché sapeva di essere ancora dolorante, Diane andò e si chinò sul tavolo accanto alla sua scrivania, appoggiando i fianchi sull'imbottitura che vi aveva messo sopra per tenere i fianchi dal bordo della Di legno.

Quando sentì il suo dito spingerle nel culo, scivoloso di lubrificante, gemette e spinse indietro. Lo faceva sempre prima di inserire la spina e ora non mancava mai di accenderla. Questa volta invece di rimuovere il suo dito ha continuato a spingerlo dentro e fuori dal suo culo, facendola dimenare e mordersi il labbro con piacere per averlo dentro di sé e muoversi di nuovo. Il suo buco stretto si strinse sul suo dito, le guance rimbalzarono insieme e si aprirono mentre i suoi muscoli interni si muovevano.

Una mano si schiantò su di lei, dura ma non brutale, e lei sobbalzò e gemette di nuovo. Morbide carezze lenirono il dolore prima che lui schiaffeggiasse l'altro lato, il suo dito che continuava a pompare dentro di lei mentre iniziava a sculacciarle le guance. Questa sculacciata era ovviamente per piacere, non per punizione, poiché le scaldava le guance color avorio del culo. Spingendo i fianchi su e giù sulla scrivania, alzò il culo per incontrare i suoi schiaffi e la spinta del suo dito, il suo corpo iniziava a diventare caldo dal bisogno.

Poi la sculacciata si fermò e un secondo dito le spinse nel culo. Diane praticamente fece le fusa, il suo sedere si muoveva da un lato all'altro e si schiacciava mentre lui le toccava il culo. La sua figa perdeva abbondanti quantità di liquido sotto le sue dita che frugavano. Afferrò i lati della scrivania quando le sue dita si tirarono fuori, il culo che sventolava in aria come una bandiera rossa davanti a un toro.

Quando sentì la grossa testa del suo cazzo premere contro il suo anello stretto, inarcò la schiena e ansimò con anticipazione. Il dolore acuto della sua penetrazione lasciò il posto alla scivolata dolorante e scivolosa del suo cazzo nel suo culo. Questa volta era molto meno gentile di quando l'ha deflorata, come se gli fosse mancato essere nel suo corpo anche se era passato solo un giorno da quando le era sborrato dentro. Le spinte erano più rapide, più ruvide, più appassionate mentre le sue mani le afferravano i fianchi, tirandola indietro contro di sé.

Grida appassionate di rapimento provenivano dalla gola di Diane mentre il suo culo era spaccato, la sensazione della carne spessa di Andy che viaggiava nelle sue viscere era molto più acuta quando era in ufficio al lavoro. Le sue dita affondarono nel legno del tavolo mentre si sforzava, il suo culo si adattava alla rude intrusione. Si gloriava delle sensazioni, del disagio e dei colpi acuti dentro di lei. Spingendosi indietro, il suo culo ebbe uno spasmo attorno a lui, ed entrambi gemettero insieme, la stretta del suo buco intensificando il piacere per entrambi.

"Parlami," ordinò con voce roca, tirandole indietro i fianchi contro di sé, il suo culo che schiaffeggiava contro il suo corpo mentre lui le spaccava le guance. "Dimmi quanto ti piace."

"Oh Andy... oh signore", gridò. Normalmente non parlava molto durante il sesso, ma il suo ordine la liberò. Non importava se quello che aveva detto suonava stupido, lui le aveva detto di dirglielo. “Il tuo cazzo è così grosso... così duro nel mio culo. Fa male, brucia così bene... Riesco a sentirti così profondamente dentro di me. Adoro che tu sia nel mio culo, che tu sia l'unico uomo che ho avuto nel mio culo. Tu lo possiedi, possiedi il mio culo, signore.

"FUCK Diane", gemette il suo nome, le sue dita affondavano nei suoi fianchi mentre il suo cazzo si gonfiava dentro di lei. Diane si contorceva e urlò mentre la sua asta d'acciaio la perforava così forte che lei poteva sentirlo nella sua figa. Il fuoco caldo le ardeva nelle regioni inferiori, il suo culo convulso, la sua figa vuota che si stringeva mentre il calore si diffondeva attraverso di essa. Era come se stesse raggiungendo l'orgasmo, il piacere appagante le increspava il corpo anche se lui non le stava toccando la figa. La sensazione era così confusa, così meravigliosa, che Diane fu completamente sopraffatta. Si è inarcata e si è piegata davanti ad Andy, il sorprendente rapimento che le tremava attraverso mentre i suoi succhi si riversavano nel suo fondoschiena, inondandole il culo con il suo sperma.

Si accasciò sulle gambe tremanti davanti a lui, il suo peso appoggiato completamente sul tavolo mentre lui le accarezzava la schiena, il suo cazzo lentamente si ammorbidiva dentro di lei.

Ridacchiando Andy osservò: "Beh, è stato piuttosto inaspettato".

"Che cos 'era questo?" gemette Diane, il suo corpo tremante mentre le sue dita scorrevano sulla sua schiena e sulla parte superiore del suo culo.

"Un orgasmo anale", la informò. Sussultò mentre lui si appoggiava a lei, il suo cazzo semiduro premeva mentre le baciava le spalle.

"È stato fantastico", ha detto.

Dopo che Andy si è tirato fuori dal suo culo, ha inserito il plug anale e Diane ha tenuto la sua sborra nel culo per il resto della giornata.

*****

Passarono giorni e poi settimane mentre lavoravano insieme. Andy la sorprendeva costantemente. Un giorno l'ha fatta entrare nel suo ufficio poco prima di pranzo, l'ha spogliata nuda e l'ha messa sulla sua scrivania con le gambe larghe, la figa sul bordo della scrivania, le mani sull'altro bordo della scrivania mentre si appoggiava allo schienale, rendendosi completamente aperta e vulnerabile a lui. Poi si sedette sulla sua sedia e seppellì la faccia nella sua figa, mangiandola a pranzo. Nei giorni in cui aveva un lavoro leggero lui la teneva sotto la scrivania, soffiandolo dopo che il suo lavoro era stato completato. Ha continuato a esporla a Juan per i suoi capricci e lei ha iniziato a goderselo. Andy non ha mai lasciato che Juan la toccasse, ma sembrava che gli piacesse metterla in mostra e dare all'altro uomo un peep show, e Diane si sentiva sexy mentre Andy la mostrava e gli uomini ammiravano il suo fascino.

Quasi tutte le sere andavano a casa di Andy. Un paio di volte è tornato nel suo appartamento con lei, un'esperienza completamente snervante. Quando le fece spazio nel suo armadio e spostò un comò in camera da letto per suo uso, Diane sentì il suo cuore espandersi per i sentimenti. Sebbene non fosse molto esplicito riguardo ai suoi sentimenti, le sue azioni mostravano molta considerazione per lei e lei poteva dire che era attaccato a lei quanto lei lo era a lui. Fedele alla sua parola, nessun'altra donna venne da lui a meno che non fosse strettamente per affari.

Quando era cattiva, lui la puniva. E a volte si ritrovava a essere cattiva oa non finire tutto il suo lavoro apposta. Mai niente di importante. Quanto basta per farsi notare e richiedere disciplina.

Capitolo 8

Dopo diversi mesi Diane sentì che tutto nella sua vita si stava finalmente riprendendo, si sentiva più felice di quanto non fosse da molto tempo e davvero contenta di se stessa e della sua vita. Andy non era ciò che pensava di volere in un uomo, ma forse era ciò di cui aveva davvero bisogno. Guardandolo dall'altra parte della tavola, un pasto che aveva preparato per lei, sentiva di poter vivere così per sempre, la mancanza di un vero controllo nella sua vita era quasi confortante.

La cena finì e lui la condusse nel seminterrato. Lì le ha ammanettato i polsi e li ha attaccati a un gancio appeso al soffitto, un piccolo bavaglio per il pene le è stato messo in bocca, e poi le ha ammanettato le caviglie a una barra di sollevamento. Completamente aperta e vulnerabile, Diane lo osservava con completa fiducia nei suoi occhi. Non si chiedeva nemmeno se stesse per essere punita o meno, se lo fosse stata ci sarebbe stata una ragione per questo. Ma Andy le sorrise quando tutto fu a posto.

"Brava ragazza." La sensazione di realizzazione che percorse Diane era come un'ondata di piacere, era orgogliosa di non aver resistito o messo in dubbio una sola cosa che le aveva fatto. Andy ha preso un paio di pinze per capezzoli e li ha agganciati ai suoi capezzoli già duri, stringendoli abbastanza da farla sussultare dietro il bavaglio. Il dolore le arrivò dritto alla figa e lei gemette di contentezza.

Andy staccò dal muro la sua leggera frusta di gomma preferita e iniziò a schiaffeggiarle lentamente su tutto il corpo, con fermezza ma non con durezza. Le estremità della frusta si arricciavano intorno a lei come carezze taglienti, la sua pelle cominciava a diventare rosa pallido - specialmente sul seno e sul culo - ma senza causare alcun vero dolore. Diventando più localizzati, i successi hanno iniziato a concentrarsi sul suo culo, sul seno e poi sulla sua figa, e lei ha mosso i fianchi in tempo per gli schiaffi.

Ansimando per il respiro, si rese conto che era bagnata gocciolante mentre le estremità di gomma schiaffeggiavano la sua figa, la barra di sollevamento permetteva ai fili di colpire lungo le sue labbra esterne e interne, premendo occasionalmente contro il suo clitoride. L'impatto e i suoni aumentavano mentre Andy continuava, si muoveva dietro di lei completamente, permettendo alle estremità della frusta di avvolgersi intorno al suo seno, colpendo le pinze dei capezzoli direttamente, ei suoi capezzoli le dolevano dal desiderio. Succhi bagnati spruzzavano i suoi seni, il nettare dalla sua figa ricopriva la lunghezza dei fili della frusta e veniva trasferito alla parte superiore del suo corpo. L'inebriante odore di muschio le riempì le narici e la eccitava ancora di più.

Altri schiaffi tra le sue gambe sono atterrati, le estremità si sono trascinate direttamente sul suo clitoride, e lei ha saltato e si è contorta con il suo bisogno di un orgasmo. Sembrava che presto avrebbe raggiunto il suo climax, solo per l'impatto della frusta. Proprio sull'orlo del non ritorno, Andy smise di frustarla... era sospesa sull'orlo di una scogliera, tesa per l'attesa e la disperazione per la mancanza di pressione.

Improvvisamente Andy ha usato un raccolto su di lei da dietro, tre colpi duri direttamente tra le sue gambe, colpendole direttamente le labbra interne e il clitoride. Il dolore è esploso attraverso la sua figa quando il suo orgasmo si è schiantato su di lei come un disastro ferroviario, il dolore ha amplificato il piacere e lei ha vibrato come la corda di un'arpa mentre veniva gloriosamente.

Alla fine, lentamente, l'energia si esaurisce e scende dall'alto, il dolore sordo pulsava nella sua figa e nei suoi seni mentre le sue endorfine si scaricavano.

Poi sentì Andy posizionarsi dietro di lei e gemette a disagio mentre il suo grosso cazzo lungo iniziava a spingere insistentemente tra le labbra della sua figa, allungando la sua fica brutalizzata. Lasciando cadere la testa all'indietro sulla sua spalla, ansimò mentre il suo corpo si adattava all'intruso, il battito della sua figa aveva fatto sentire il suo cazzo ancora più grande mentre spingeva attraverso le sue pieghe doloranti. Guardando in basso, poteva vedere le sue grandi mani nere che si muovevano lungo il suo stomaco per accarezzarle i seni rossi, stringendoli delicatamente - anche così, piccoli colpi di dolore acuto la pungevano al suo tocco, e i suoi capezzoli erano così gonfi e doloranti che quasi paura che scoppiassero sotto la pressione delle pinze per capezzoli.

Muovendosi con forza, Andy iniziò a scoparla da dietro, usando i suoi seni doloranti come leva mentre pompava la sua carne spessa dentro e fuori dalla sua figa maltrattata. Ansimava, gemeva e piagnucolava dietro il bavaglio, incapace persino di rendere più facile la posizione sul suo corpo; si muoveva velocemente e con forza, facendo rimbalzare il suo corpo a ogni potente spinta. È stata una scena incredibile di lussuria e dolore, quando ha spostato una mano sulla sua figa, pizzicandole e torcendole il clitoride già abusato, mentre l'altra mano ha iniziato a tirare ritmicamente la catena che collegava i suoi morsetti per capezzoli. Le lacrime si raccoglievano nei dolci occhi marroni di Diane mentre il dolore e il piacere si mescolavano finché non sapeva dove finiva l'uno e dove iniziava l'altro; Andy la stava costringendo verso un secondo, più doloroso, orgasmo.

Quando sentì le sue palle iniziare a stringersi prima del suo culmine, si spinse forte dentro di lei un'ultima volta, pizzicandole il clitoride quasi crudelmente tra le dita e tirandole ferocemente le mollette per i capezzoli dal petto. Il dolore le attraversò i seni mentre il sangue tornava di corsa ai suoi capezzoli torturati, e la sua figa iniziò a contrarsi per un sollievo orgasmico, scuotendo tutto il suo corpo mentre veniva; le sue urla contorte e soffocate hanno portato Andy completamente fuori, e ha svuotato tutto il suo carico nella sua figa pulsante.

Rimasero qui, le braccia di Andy avvolte intorno a lei mentre Diane pendeva tremante nei legami, la sua figa tremante per i rinculo del suo delirio. Le sue dita rilasciarono il suo clitoride e lo massaggiarono delicatamente, traendo un ultimo sussulto di orgasmo dalla sua tenera carne. Mentre si rilassava contro di lui, Andy la lasciò andare e si chinò per slacciarle le caviglie.

Senza il corpo di Andy che la sosteneva, Diane si afflosciò nei suoi legami mentre lui liberava le sue caviglie, poi la sua bocca ei suoi polsi; cadde tra le sue braccia, completamente esausta e prosciugata di ogni energia. Delicatamente, lui la abbassò sulle ginocchia, tenendo la parte superiore del corpo in alto in modo che si trovasse faccia a faccia con il suo cazzo, coperto dai loro succhi combinati. Faticamente ma con determinazione iniziò a leccargli il cazzo e le palle, pulendolo con la bocca. Era lento e ci voleva un po', ma era paziente con la ragazza stanca mentre completava il suo compito senza alcun reale suggerimento da parte sua. Non appena fu pulito, la lasciò cadere.

Crollata, Diane era completamente esausta, a malapena consapevole di ciò che la circondava, la maggior parte della sua attenzione era rivolta ai suoi poveri organi sessuali, arrossati e ardenti per un dolore sordo e pulsante che tuttavia la teneva eccitata nonostante il suo stato di svuotamento. Chiuse gli occhi contenta di tutto quello che era appena successo, e si chiese se sarebbe mai stata davvero soddisfatta del sesso "normale". I passi di Andy le si avvicinarono di nuovo e lei si costrinse ad aprire gli occhi ea raddrizzarsi un po', così da poterlo guardare.

Il suo viso scuro la guardò, soddisfatto e tuttavia in qualche modo presagio: "Posizione tre". Lentamente, lottando per far obbedire il suo corpo, unì le caviglie, allargò le ginocchia e si appoggiò cautamente all'indietro sulle braccia. In questo momento la posizione gli ha presentato i suoi seni rossi e la figa che perde, dandogli la migliore visione possibile del completamento del loro recente incontro. Sbattendogli le palpebre confusamente, si rese conto che stava sorridendo, molto contento ora, e aveva una scatola tra le mani. Aprì la scatola ed estrasse una delicata catena d'argento lucente con un cuore che penzolava dal centro, il suo nome inciso a lettere che scorrevano.

"Sai cos'è questa Diane?" La sua voce suonava quasi esitante, insicura per la prima volta.

Diane non si era mai sentita più sicura in vita sua, "Sì, maestro".

www.ingramcontent.com/pod-product-compliance
Lightning Source LLC
LaVergne TN
LVHW010558160826
845677LV00013B/3173

* 9 7 9 8 3 5 1 6 5 5 6 4 2 *